Smollich / Podlogar

Wechselwirkungen zwischen Arzneimitteln und Lebensmitteln

W0239078

Smollich / Podlogar

# Wechselwirkungen zwischen Arzneimitteln und Lebensmitteln

Von

Prof. Dr. Martin Smollich, Münster

Dr. Julia Podlogar, Münster

Mit 21 Abbildungen und 16 Tabellen

Wissenschaftliche Verlagsgesellschaft Stuttgart

**Zuschriften an**
lektorat@dav-medien.de

**Anschriften der Autoren**
Prof. Dr. rer. nat. Martin Smollich
Klinische Pharmakologie und Pharmakonutrition
praxisHochschule
Dutumer Str. 33
48431 Rheine

Dr. rer. nat. Julia Podlogar
Herz-Jesu-Krankenhaus Münster-Hiltrup
Apotheke
Westfalenstraße 109
48165 Münster

Alle Angaben in diesem Buch wurden sorgfältig geprüft. Dennoch können die Autoren und der Verlag keine Gewähr für deren Richtigkeit übernehmen.

Ein Markenzeichen kann markenrechtlich geschützt sein, auch wenn ein Hinweis auf etwa bestehende Schutzrechte fehlt.

Bibliografische Information der Deutschen Nationalbibliothek
Die Deutsche Nationalbibliothek verzeichnet diese Publikation in der Deutschen Nationalbibliografie; detaillierte bibliografische Daten sind im Internet unter https://portal.dnb.de abrufbar.

Jede Verwertung des Werkes außerhalb der Grenzen des Urheberrechtsgesetzes ist unzulässig und strafbar. Das gilt insbesondere für Übersetzungen, Nachdrucke, Mikroverfilmungen oder vergleichbare Verfahren sowie für die Speicherung in Datenverarbeitungsanlagen.

1. Auflage 2016
ISBN 978-3-8047-3520-0 (Print)
ISBN 978-3-8047-3547-7 (E-Book, PDF)

© 2016 Wissenschaftliche Verlagsgesellschaft mbH
Birkenwaldstr. 44, 70191 Stuttgart
www.wissenschaftliche-verlagsgesellschaft.de

Printed in Germany

Satz: primustype Hurler GmbH, Notzingen
Druck und Bindung: Druckerei Kohlhammer, Stuttgart
Umschlagabbildung: Kornienko/fotolia (Tablette), Roman Samokhin/fotolia (Grapefruit)
Umschlaggestaltung: deblik, Berlin

## Vorwort

Lange Zeit wurden unter dem Begriff „Arzneimittelinteraktionen“ lediglich Wechselwirkungen zwischen verschiedenen Arzneistoffen zusammengefasst, ohne dabei die Wechselwirkungen zwischen Arzneimitteln und Lebensmitteln angemessen zu berücksichtigen. Dabei können letztere ebenso klinisch relevant sein wie die Wechselwirkungen zwischen einzelnen Arzneistoffen – und auch sie können im Einzelfall über Therapieerfolg oder Therapieversagen entscheiden.

Anders, als man vermuten könnte, ist die wissenschaftliche Datenlage zu diesem Thema relativ schlecht. Zwar gibt es zu sehr vielen Arzneistoffen umfangreiche präklinische Daten aus biopharmazeutischen und tierexperimentellen Untersuchungen. Die Übertragbarkeit entsprechender Daten auf die klinische Realität ist in der Regel aber überaus fraglich. Diese Gemengelage wird noch unübersichtlicher durch tradiertes Erfahrungswissen über einzelne Arzneimittel-Lebensmittel-Interaktionen, das einer wissenschaftlichen Überprüfung nicht immer standhält.

Relativ häufig in der Praxis anzutreffen sind auch Effekte von Arzneimitteln auf Appetit, Geschmackssinn oder Körpergewicht. Obwohl diese Effekte nicht zu den Arzneimittel-Lebensmittel-Interaktionen im engeren Sinne gehören, werden die kritischen Wirkstoffe an dieser Stelle ebenfalls vorgestellt. Denn so trivial diese Zusammenhänge gelegentlich scheinen mögen, häufig werden sie in ihrer Kausalität weder vom Betroffenen selbst noch vom Behandelnden erkannt und führen so zu gravierenden gesundheitlichen Folgen.

All jenen, die sich beruflich mit der angewandten Arzneimitteltherapie beschäftigen, soll dieses Praxisbuch dazu dienen, in dem unübersichtlichen Feld der Arzneimittelinteraktionen den Überblick zu behalten. Auf die Darstellung detaillierter Mechanismen oder auf eine wirkstoffspezifische Abhandlung sämtlicher präklinischer Daten wurde daher zugunsten schnell zugänglicher Tabellen und Register verzichtet. Es ist das Konzept dieses Buches, im Sinne von Praxisrelevanz und Pragmatismus nur jene Interaktionen hervorzuheben, die tatsächlich klinisch relevant sind; allein so kann im Sinne der Patientinnen und Patienten die Komplexität dieses Themas auch im Alltag sicher beherrscht werden.

Münster, im Sommer 2016

Martin Smollich
Julia Podlogar

# Inhaltsverzeichnis

## Abkürzungsverzeichnis

| | |
|---|---|
| AICAR | 5-Aminoimidazol-4-Carboxamid-Ribonucleotid |
| AUC | Area under the curve: Fläche unter der Plasmakonzentrations-Zeit-Kurve von $t = 0$ bis $\infty$ |
| ADH | Alkoholdehydrogenase |
| ALDH-2 | Aldehyddehydrogenase-2 |
| BfArM | Bundesinstitut für Arzneimittel und Medizinprodukte |
| BfR | Bundesinstitut für Risikobewertung |
| cGMP | cyclisches Guanosinmonophosphat |
| EFSA | European Food Safety Authority, Europäische Behörde für Lebensmittelsicherheit |
| EMA | European Medicines Agency, Europäische Arzneimittelagentur |
| ER | Estrogenrezeptor |
| FDA | Food and Drug Administration |
| GR | Glucocorticoid-Rezeptoren |
| HMG-CoA | 3-Hydroxy-3-Methylglutaryl-Coenzym A |
| INR | International Normalized Ratio |
| LBP | Lycium barbarum polysaccharides |
| MAO | Monoaminoxidase |
| MEOS | mikrosomales ethanoloxidierendes System |
| MR | Mineralocorticoid-Rezeptoren |
| $NAD^+$/NADH | Nicotinamidadenindinucleotid (oxidierte/reduzierte Form) |
| $NADP^+$/NADPH | Nicotinamidadenindinucleotidphosphat (oxidierte/reduzierte Form) |
| NOAK | neue orale Antikoagulanzien |
| NOEL | no observed effect level |
| NSAR | nichtsteroidale Antirheumatika |
| PG | Prostaglandin |
| P-gp | P-Glykoprotein |
| SERM | selektiver Estrogenrezeptormodulator |
| SSRI | selektiver Serotonin-Wiederaufnahmehemmer |
| UAW | unerwünschte Arzneimittelwirkung |
| UGT | UDP-Glucuronosyltransferase |
| ZNS | Zentralnervensystem |

# 1 Wechselwirkungen zwischen Arzneimitteln und Lebensmitteln – Bedeutung für den Therapieerfolg



Die Wechselwirkungen zwischen Arzneimitteln und Lebensmitteln sind erheblich komplexer als die bekannten Arzneimittel-Arzneimittel-Interaktionen, da bereits eine einzige Mahlzeit mehrere Hundert potenziell interagierende, chemische Verbindungen enthalten kann. Auch durch diese Art der Wechselwirkungen kann es unter Umständen zu gravierenden Risiken für die betroffenen Patienten kommen: So können die Folgen einer nicht erkannten Wechselwirkung zwischen einem Arzneimittel und der gleichzeitig aufgenommenen Nahrung von Wirkungsabschwächung und völligem Wirkungsverlust bis hin zu lebensgefährlichen Überdosierungen reichen. Und auch umgekehrt besitzen bestimmte Wirkstoffe direkte Effekte auf den Appetit, das Körpergewicht und den Geschmackssinn, was ebenfalls zu Therapieversagen, vermeidbaren Nebenwirkungen, Überdiagnostik und Übertherapie führen kann. Obwohl die Risiken dieser Wechselwirkungen mitunter erheblich sein können, ist der ursächliche Zusammenhang häufig weder den Patientinnen und Patienten noch den behandelnden Ärztinnen und Ärzten bekannt. In der Praxis reicht der Umgang mit tatsächlichen oder vermuteten Wechselwirkungen zwischen Arzneimitteln und Lebensmitteln von völlig überflüssigen Nahrungsrestriktionen einerseits über zum Teil absurde Einnahmemodalitäten bis hin zur völligen Nichtbeachtung entsprechender, klinisch relevanter Zusammenhänge andererseits.

Der Blick in die jeweiligen Gebrauchs- und Fachinformationen hilft hier meist nur sehr bedingt weiter, da Angaben wie „Vor dem Essen einnehmen" nicht nur hinsichtlich des Zeitabstandes sehr unpräzise sind und viel Raum für individuelle Interpretation lassen; auch die in den allermeisten Fällen stattfindende Beschränkung auf allgemeine Bezeichnungen wie „Essen" oder „Mahlzeiten" spiegelt in keiner Weise das höchst unterschiedliche Wechselwirkungspotenzial verschiedener Nahrungsmittel bzw. Mahlzeiten wider. Es ist offensichtlich, dass aus der zeitidentischen Einnahme eines Arzneimittels vor einer Mahlzeit unterschiedliche Effekte resultieren können, wenn diese Mahlzeit einmal aus einem Frühstücksmüsli mit Milch, ein anderes Mal aus einem fettreichen Fleischgericht besteht. Dies gilt bereits für einfache pharmakokinetische Interaktionen; nahrungsspezifische Interaktionen sind dabei noch gar nicht berücksichtigt.

Die Komplexität darf jedoch angesichts der klinischen Relevanz nicht dazu führen, dass diese Interaktionen außer Acht gelassen werden, da die möglichen Folgen im Einzelfall erheblich sein können. In den folgenden Kapiteln werden die wichtigsten Interaktionen aufgezeigt und entsprechende Handlungsempfehlungen gegeben. Denn trotz aller

Komplexität kann die Berücksichtigung einiger weniger, aber entscheidender Aspekte dazu beitragen, den medizinischen Therapieerfolg zu gewährleisten und gesundheitliche Schäden durch die Wechselwirkung von Arzneimitteln und Lebensmitteln zu verhindern.

# 2 Einflussfaktoren der Wechselwirkungen



## 2.1 Arzneimittelspezifische Faktoren

Die **chemische Struktur** eines Arzneistoffs ist Träger der pharmakologischen Wirkungen und bedingt damit auch die physikochemische Reaktivität. Faktisch bestehen Arzneimittel jedoch nicht lediglich aus einem Wirkstoff, sondern sie enthalten nahezu immer auch eine variable Anzahl an technologischen Hilfsstoffen. Bei der Frage nach einer Wechselwirkung zwischen einem Arzneimittel und Lebensmitteln müssen die jeweiligen Hilfsstoffe des einzelnen Präparats ebenso berücksichtigt werden wie der eigentliche Wirkstoff an sich.

Wechselwirkungen in Folge einer direkten physikochemischen Interaktion zwischen Arzneistoffen/Hilfsstoffen und Lebensmitteln sind relativ häufig. Bekanntestes Beispiel hierfür ist die **Komplexbildung** durch in der Nahrung enthaltene, zwei- oder dreiwertige Kationen wie Magnesium, Calcium, Zink, Eisen oder Aluminium. Relevante Quellen dieser polyvalenten Kationen sind Milch und Milchprodukte, Mineralwässer, mit Calcium angereicherte Lebensmittel sowie Obst und Gemüse. Von dieser Interaktion betroffen sind Wirkstoffe aus den Gruppen der Bisphosphonate, der Gyrasehemmer oder auch das Levothyroxin. Die resultierenden Komplexe sind unter den Bedingungen des oberen Dünndarms schlecht löslich und damit schwer resorbierbar, was die Bioverfügbarkeit des jeweiligen Wirkstoffs maßgeblich reduzieren kann. Schwerlösliche Arzneistoffkomplexe können sich auch mit den in Kaffee und Tee enthaltenen Gerbstoffen bilden, was ebenfalls zur Reduktion von Resorptionsgeschwindigkeit und Bioverfügbarkeit führt; diese Art der Wechselwirkung betrifft zahlreiche Antidepressiva und Neuroleptika. So ist es durchaus vorstellbar, dass das Therapieversagen einer antidepressiven Therapie auf die allmorgendliche Einnahme mit Schwarztee zurückzuführen ist.

Aufgrund der unterschiedlichen **Galenik** in verschiedenen Präparaten kann sich das Wechselwirkungspotenzial auch von wirkstoffidentischen Arzneimitteln gravierend unterscheiden. So sollten monolithische magensaftresistente Arzneiformen grundsätzlich auf nüchternen Magen eingenommen werden, da nur so gewährleistet ist, dass die Arzneiform im Magen auf ein ausreichend saures Milieu trifft und der Wirkstoff nicht vorzeitig freigesetzt wird. Bei retardierten Arzneiformen kann es je nach Art des Retardüberzugs zu dessen Schädigung durch gleichzeitig aufgenommene Nahrung kommen. Folge ist dann eine viel zu schnelle Wirkstofffreisetzung in einer viel zu hohen Dosierung.

Bekannte Beispiele hierfür sind bestimmte Opioidpräparate, deren Retardüberzug sich durch alkoholische Getränke auflösen kann, wodurch es zu gefährlichen Überdosierungen kommen kann.

## 2.2 Nahrungsspezifische Faktoren

Zu den zahlreichen Nahrungsfaktoren, die die Arzneimittelwirkung beeinflussen können, gehören neben Art, Menge und Konsistenz der Nahrung auch jene physiologischen Effekte der Nahrungsaufnahme, die pharmakologisch relevante Folgen haben können; dies sind z. B. postprandiale pH-Verschiebungen im Magen oder Veränderungen von gastrointestinaler Motilität, Gallensekretion oder hepatischem Metabolismus.

Ein besonders häufiger Effekt betrifft die **Magenfüllung**: Im Vergleich zur Nüchterneinnahme eines Arzneimittels kann es durch den „negativen Food-Effekt" bei der Einnahme eines Arzneimittels zu einer Mahlzeit aufgrund der dann verlangsamten Magenentleerung auch zu einer Verlangsamung der Wirkstoffanflutung und zu einer Abflachung der Plasmaspiegelkurve kommen (Pfeifer et al. 2010) (▸Kap. 4.1.2). Es gibt aber auch den gegenteiligen Fall: Bei sehr schlecht wasserlöslichen Wirkstoffen führt die Einnahme mit der Nahrung unter Umständen zu einer – im Vergleich zur Nüchterneinnahme – erhöhten Resorptionsrate und einer erhöhten Spitzenkonzentration im Blut. Ursache hierfür sind das dann erhöhte Flüssigkeitsvolumen, die Verlängerung der intestinalen Transitzeit und die Präsenz physiologischer Lösungsvermittler wie Gallensalze oder Lecithin.

Auch die **Exkretion von Arzneistoffen** bzw. deren Metaboliten kann durch Nahrung beeinflusst werden, wenn Nahrungsinhaltsstoffe und Arzneistoffmetaboliten über identische renale Transportsysteme ausgeschieden bzw. zurückresorbiert werden (Masereeuw, Russel 2010). Da die Löslichkeit von Arzneistoffmetaboliten im Harn außerdem von dessen pH-Wert abhängt, wird die Ausscheidung auch von Nahrungsmitteln beeinflusst, die den Harn alkalisieren (z. B. Gemüse) oder ansäuern (z. B. Fleisch). So wird beispielsweise die Ausscheidung von Methotrexat bei Einnahme mit Cola-Getränken infolge der konsekutiven Harnansäuerung in klinisch relevantem Umfang verzögert (Santucci et al. 2010).

## 2.3 Patientenspezifische Faktoren

Zu den patientenspezifischen Faktoren, die den klinischen Effekt einer Wechselwirkung zwischen Arzneimitteln und Lebensmitteln maßgeblich determinieren, gehören all jene intrinsischen und extrinsischen Faktoren, die auch die alleinige Arzneistoffwirkung beeinflussen. Zu den relevanten intrinsischen Faktoren wie Alter, Geschlecht, Körpergewicht, Ethnizität, Organfunktionen und Grunderkrankungen gehören insbesondere die genetischen Polymorphismen von Enzymen, Transportsystemen und Rezeptoren, die zur Variabilität von Wirkung und Wechselwirkung beitragen. Bei den extrinsischen Faktoren besonders wesentlich sind pharmakologisch relevante Lifestyle-Faktoren (Sport, Rauchen, alkoholische Getränke) und die individuelle Interpretation von Einnahmehinweisen aus Gebrauchsinformation und Beratungsgespräch. Scheinbar eindeutige Hinweise wie „Vor dem Essen einnehmen" oder „Nüchtern einnehmen" werden ohne weitere Präzisierung häufig sehr unterschiedlich definiert, sodass selbst bei entsprechenden Erläuterungen durchaus unterschiedliche Einnahmemodalitäten resultieren können. Insbesondere die intrinsischen, patientenspezifischen Faktoren sind im Einzelfall häufig entscheidend dafür, ob eine bestimmte Wechselwirkung klinisch asymptomatisch, symptomarm oder gar lebensgefährlich verläuft. Bei der Beurteilung der Relevanz entsprechender Wechselwirkungen ist daher – ähnlich wie bei den Wechselwirkungen zwischen verschiedenen Arzneistoffen – die pharmakologische Kompetenz der beteiligten Heilberufe gefragt, da nur so die klinischen Konsequenzen abgeschätzt und unnötige Überreaktionen ebenso verhindert werden können wie fahrlässige Nichtbeachtung.

# 3 Einfluss von Arzneimitteln auf die Nahrungsaufnahme und Nährstoffverwertung

## 3.1 Appetit

Sehr viele Arzneistoffe wirken sich direkt oder indirekt auf den Appetit aus, was dann sekundär relevante Veränderungen des Ernährungsverhaltens, des Körpergewichts und der Körperzusammensetzung nach sich ziehen kann (◘ Tab. 3.1). Einen direkten Effekt auf den Appetit im Sinne einer **Appetitminderung** besitzen jene Arzneistoffe, die im Rahmen der medikamentösen Adipositas-Therapie eingesetzt werden. Dies sind einerseits Quellstoffe wie Alginsäure oder Guar, andererseits aber auch die pharmakologisch genutzten Amphetamin-Derivate („Anorektika"). Während diese direkt appetitmindernden Effekte in aller Regel therapeutisch beabsichtigt sind, leiden viele Patienten jedoch auch unter indirekten, unerwünschten appetitmindernden Arzneimittelwirkungen. Dabei handelt es sich meist um die „Nebenwirkung der Nebenwirkung" bestimmter Arzneimittel, also beispielsweise um Geschmacksveränderungen (durch verschiedene Wirkstoffe), Xerostomie (durch Psychopharmaka) oder Stomatitis, Übelkeit und Erbrechen (durch Zytostatika).

Eine direkte **Appetitsteigerung** ist bei vielen Arzneistoffen eine unerwünschte Wirkung, die durch einen pharmakologisch eigentlich erwünschten Effekt auf den Noradrenalin-, Serotonin- und/oder Dopamin-Stoffwechsel zustande kommt. Dies betrifft vor allem die tri- und tetrazyklischen Antidepressiva (Berthold, Gundert-Remy 2006). Relevant ist auch die Gewichtszunahme, die infolge einer Kombination von Appetitsteigerung und verzögertem Sättigungsgefühl, häufig durch die Einnahme von Neuroleptika wie Clozapin oder Olanzapin, eintritt (Deng 2013). In aller Regel erwünscht ist die Appetitsteigerung dagegen bei tumorkachektischen Patienten oder Palliativpatienten durch therapeutisch eingesetzte Cannabinoide.

## 3.2 Geschmackssinn

Selbst in Fachkreisen ist kaum bekannt, dass zahlreiche Arzneimittel zu anhaltenden Störungen des Geschmackssinns (**Dysgeusie**) führen können (◘ Tab. 3.2). Hierbei kann grob zwischen verschiedenen Geschmacksstörungen (z. B. metallisch, bitter, salzig), reduziertem Geschmackssinn (**Hypogeusie**) sowie dem Verlust des Geschmackssinns (**Ageusie**)

**Tab. 3.1** Einfluss verschiedener Arzneistoffgruppen auf den Appetit. Antidepressiva sind in verschiedenen Kategorien genannt, da es sich hier um wirkstoffspezifisch unterschiedliche Effekte handelt. Nach Smollich 2015

| Effekt auf den Appetit | Mechanismus | Wirkstoffgruppen (beispielhaft) |
|---|---|---|
| Appetitminderung (indirekt) | Dysgeusie | Tab. 3.2 |
| | Stomatitis/Mukositis Übelkeit/Erbrechen | Zytostatika |
| | Xerostomie | Antidepressiva, Neuroleptika, Nootropika |
| Appetitminderung (direkt) | Simulation der Magenfüllung | Quellstoffe |
| | Monoaminfreisetzung im Hypothalamus | Amphetamine („Anorektika") |
| Appetitsteigerung (indirekt) | Psychovegetative Entspannung | Antidepressiva, Benzodiazepine |
| Appetitsteigerung (direkt) | Wirkung auf den Noradrenalin-, Serotonin- und Dopamin-Stoffwechsel | Trizyklische Antidepressiva, tetrazyklische Antidepressiva, Neuroleptika, Cyproheptadin, Cannabinoide |

unterschieden werden. Da viele Patienten hinter entsprechenden Geschmacksstörungen keine Arzneimittel vermuten, bleibt die Kausalität oft unentdeckt. Ist ein solcher Zusammenhang dagegen doch einmal offensichtlich, wird er von den Behandelnden meist als trivial und vernachlässigbar im Gegensatz zu anderen, vermeintlich schwerwiegenderen Nebenwirkungen bagatellisiert (Ijpma et al. 2015).

Diese Einordnung von Geschmacksstörungen als „Nebensächlichkeit" wird ihrer Bedeutung hinsichtlich ernährungsmedizinischer Konsequenzen und Auswirkungen auf die Therapieadhärenz der Patienten jedoch nicht gerecht. Die Folgen einer arzneimittelbedingten Dysgeusie können sehr belastend sein und sich auch maßgeblich auf die Lebensqualität und den Ernährungszustand des Patienten auswirken (Bahavand et al. 2013). Eine medikamentös verursachte Dysgeusie kann bereits wenige Stunden oder Tage nach Therapiebeginn einsetzen und ist in aller Regel nach Absetzen der Medikation reversibel; die Wiederherstellung eines normalen Geschmackssinns dagegen kann Wochen bis Monate dauern (Aronson 2015).

**MERKE** **Arzneimittelbedingte Geschmacksstörungen** sind keine Nebensächlichkeit. Die daraus resultierenden Folgen können sehr belastend sein und sowohl die Lebensqualität als auch den Ernährungszustand und die Therapieadhärenz des Patienten erheblich beeinträchtigen.

Ein verbreitetes Beispiel für Dysgeusien liefern die Z-Substanzen Zolpidem, Zopiclon und Zaleplon, die nach abendlicher Einnahme häufig zu einem metallisch-bitteren Geschmack am Morgen/Vormittag führen können, sodass der zeitliche Abstand den

▫ **Tab. 3.2** Verschiedene Arten arzneimittelbedingter Dysgeusien. Gekürzt und modifiziert nach Touger-Decker et al. 2014

| Wirkstoffgruppe | Wirkstoffe (beispielhaft) | Mögliche Effekte auf den Geschmackssinn |
|---|---|---|
| Antibiotika | Ampicillin, Fluorchinolone, Makrolide, Metronidazol, Tetracycline | Dysgeusie (metallisch) |
| Anticholinergika | Atropin, Butylscopolamin, Scopolamin | Hyposalivation/Xerostomie |
| Antihistaminika | Cetirizin, Loratadin | Hyposalivation/Xerostomie |
| Antihypertensiva | ACE-Hemmer, Diltiazem, Dipyridamol | Dysgeusie (unterschiedlich), Hyposalivation/Xerostomie |
| Antikonvulsiva | Carbamazepin, Phenytoin | Hypogeusie |
| Cholesterinsenker | Clofibrat, Statine | Dysgeusie (unterschiedlich) |
| Diuretika | Amilorid, Hydrochlorothiazid, Spironolacton | Dysgeusie (salzig), Ageusie |
| DMSO-haltige Dermatika | Dimethylsulfoxid | Dysgeusie (knoblauchartig) |
| Gichtmittel | Allopurinol, Colchicin | Dysgeusie (unterschiedlich) |
| Glaukommittel (Ophthalmika) | Acetazolamid, Dorzolamid | Dysgeusie (bitter) |
| Neuroleptika | Chlorpromazin, Perphenazin | Dysgeusie (metallisch) |
| Schlafmittel | Zaleplon, Zolpidem, Zopiclon | Dysgeusie (metallisch) |
| Trizyklische Antidepressiva | Amitriptylin, Clomipramin, Desipramin, Doxepin, Imipramin, Nortriptylin, Opipramol, Trimipramin | Hyposalivation/Xerostomie, Dysgeusie (metallisch) |

kausalen Zusammenhang meist unerkannt lässt. Sehr viele Psychopharmaka führen außerdem zu Xerostomie, was sekundär ebenfalls das Geschmacksempfinden deutlich beeinträchtigen kann. Im Einzelfall können sich aus derartigen Geschmacksveränderungen Sekundärkomplikationen entwickeln, die in ihrem Kausalzusammenhang in aller Regel unaufgeklärt bleiben.

Besonders schwierig ist es, einen Zusammenhang zwischen Arzneimitteltherapie und Geschmacksstörungen herzustellen, wenn die Patienten kognitiv beeinträchtigt sind oder wenn die Dysgeusien nicht durch oral applizierte Arzneimittel, sondern durch Ophthalmika oder Dermatika verursacht werden. So gehören zu den Arzneistoffen, die besonders häufig Dysgeusien verursachen, auch die als Augentropfen angewandten Glaukommittel Acetazolamid und Dorzolamid (▫ Tab. 3.3). Zur Identifizierung der verursachenden Wirkstoffe stehen detaillierte Listen zur Verfügung (Doty et al. 2008; Ackerman, Kasbekar 1997).

**Tab. 3.3** Häufigkeit arzneimittelbedingter Dysgeusien bei verschiedenen Arzneistoffen. Modifiziert nach Touger-Decker et al. 2014

| Wirkstoff | Häufigkeit von Dysgeusien als unerwünschte Arzneimittelwirkung (% der Patienten) |
|---|---|
| Acetazolamid, Dorzolamid (Ophthalmika) | 20–100 % |
| Maribavir | 83 % |
| Cisplatin | 77 % |
| Zopiclon | 16–32 % |
| Topiramat | 8 % |
| Captopril | 2–7 % |
| Lithium | 5 % |
| Procainamid | 3–4 % |
| Terbinafin | 3 % |
| Amiodaron | 1–3 % |



## 3.3 Körpergewicht

Direkte Effekte von Arzneistoffen auf das Körpergewicht sind viel seltener als gemeinhin angenommen. Meist handelt es sich dabei um indirekte (sekundäre) Folgen der oben dargestellten Arzneimittelwirkungen auf den Geschmackssinn oder den Appetit. Ebenfalls nicht überraschend ist die in der Regel beabsichtigte Gewichtszunahme durch Anabolika. Daneben kann es auch zu einer Zunahme des Körpergewichts durch langfristige Anwendung von Glucocorticoiden (Wassereinlagerung und Appetitsteigerung) oder durch Insulin bzw. bestimmte orale Antidiabetika (metabolische Wirkung) kommen.

# 4 Einfluss von Nahrung auf die Arzneimittelwirkung

## 4.1 Unspezifische Effekte

Die differenzierte und praxisrelevante Betrachtung des Einflusses von Nahrung auf die Arzneimittelwirkung erfordert eine Unterscheidung zwischen spezifischen Einflüssen bestimmter Nahrungsbestandteile (▸ Kap. 4.2) und unspezifischen Effekten der Nahrung, wobei letztere durch eine weitgehende Unabhängigkeit von der Art der Nahrung charakterisiert sind. Zur Beschreibung der unspezifischen Nahrungseffekte werden biopharmazeutische Parameter herangezogen. Von Bedeutung ist vor allem die Beeinflussung der Bioverfügbarkeit.

Zur Beschreibung pharmakokinetischer Vorgänge dient das LADME-Modell (*Liberation, Absorption, Distribution, Metabolismus, Exkretion*). In Bezug auf unspezifische Nahrungseffekte sind in erster Linie die Freisetzung und die Resorption des Wirkstoffs von Bedeutung, da sich die späteren Vorgänge größtenteils außerhalb des Gastrointestinaltrakts abspielen. Die Freisetzung ist zumindest bei schnell freisetzenden oralen Darreichungsformen hauptsächlich durch die Löslichkeit des Wirkstoffs charakterisiert. Somit ergeben sich zwei bedeutsame unspezifische Einflussfaktoren der Nahrung: Die gleichzeitige Einnahme mit Flüssigkeit und der Füllungszustand des Magens.

### 4.1.1 Einfluss von Flüssigkeit

Bis auf wenige Ausnahmen (z. B. Aspirin® effect) sollen feste orale Darreichungsformen laut Gebrauchsinformation mit Flüssigkeit eingenommen werden. In der Regel ist Leitungswasser hierfür am besten geeignet, wobei die in ▸ Kap. 4.2.2 aufgeführten Einschränkungen beachtet werden müssen. Für den Laien ist allerdings nicht unbedingt bekannt, dass ein Wirkstoff nur in gelöster Form resorbiert werden und den Wirkort erreichen kann. Mangels Verfügbarkeit oder aus Bequemlichkeit kann es daher vorkommen, dass Tabletten und Kapseln ohne Flüssigkeit eingenommen werden. Dass diese Arzneiformen bei Einnahme mit nicht ausreichender Flüssigkeitsmenge oder im Liegen während des Schluckvorgangs an der Speiseröhre anhaften und in Form einer gelartigen Masse stundenlang dort persistieren können, dürfte ebenfalls den wenigsten Patienten bewusst sein (Osmanoglu 2004). Schätzungen gehen davon aus, dass dieses Problem bei etwa 20 % der Einnahmen von Tabletten oder Kapseln auftritt (Washington 2001). Dadurch verzögert sich einerseits der Wirkeintritt, da der Wirkstoff nicht gelöst vorliegt und zunächst nicht an den Ort der Resorption gelangt. Der Zeitpunkt der Spitzenkonzentration ($t_{max}$) wird also nach hinten verschoben. Dies wurde zum Beispiel auch für das weit verbreitete Paracetamol belegt: Bei der Einnahme im Liegen kann sich $t_{max}$ um bis zu 70 Minuten verzögern, und aufgrund einer gleichzeitigen Erniedrigung der Spitzenkonzentration ($c_{max}$) ist von einer verminderten pharmakologischen Wirkung auszugehen (Channer 1985).

Darüber hinaus können zahlreiche Arzneistoffe ernsthafte Ulcerationen an der Ösophagusschleimhaut verursachen. Zu den in diesem Zusammenhang besonders problematischen Wirkstoffen gehören neben den Bisphosphonaten auch nichtsteroidale Antirheumatika sowie Tetracycline, Penicilline und Kaliumpräparate (Jaspersen 2000). In einer beispielhaften Studie wurde ermittelt, unter welchen Bedingungen Testtabletten die Speiseröhre mit einer Wahrscheinlichkeit von >95 % passieren: Hierfür waren ein um mindestens 45° aufgerichteter Oberkörper und mindestens 60 ml Wasser erforderlich (Gallo 1996). Interessanterweise bemerkten die Probanden in der Regel nicht, wenn die Tablette in der Speiseröhre haften blieb.

**MERKE** Um ein Anhaften fester oraler Darreichungsformen in der Speiseröhre zu vermeiden, sollten sie mit einem großen Glas Leitungswasser und möglichst aufrechtem Oberkörper eingenommen werden. Andernfalls besteht die Gefahr ernsthafter Schädigungen der Ösophagusschleimhaut. Außerdem ist mit einem verzögerten Wirkeintritt zu rechnen. Bei bettlägerigen Patienten sollten zerfallende Arzneiformen vor der Einnahme zerkleinert werden, sofern ihre Galenik dies erlaubt.

Auch im weiteren Verlauf des Verdauungsprozesses ist die Anwesenheit von Flüssigkeit in der unmittelbaren Umgebung des Arzneistoffs unbedingt erforderlich. Weder der Magen noch der Dünndarm, der mit seiner Oberfläche von etwa 200 $m^2$ das Hauptresorptionsorgan sowohl für Nähr- als auch für Arzneistoffe darstellt, enthalten im Nüchternzustand ausreichende Flüssigkeitsmengen, um orale Arzneiformen sicher aufzulösen und so die vollständige Wirkstoffresorption zu ermöglichen. Zwar produzieren Magen und Dünndarm täglich mehrere Liter Sekret, und während des Verdauungsprozesses werden Pankreas- und Gallenflüssigkeit in den Dünndarm sezerniert. Allerdings beträgt im nüchternen Zustand das Flüssigkeitsvolumen im Magen nur 10–50 ml; auch im Dünndarm liegen nur wenige verstreute Flüssigkeitsnester mit insgesamt weniger als 100 ml Flüssigkeit vor (Schiller 2005; Müller-Lissner 2009). Es kann also keinesfalls davon ausgegangen werden, dass eine ohne Wasser eingenommene orale Darreichungsform sich „von selbst" im Gastrointestinaltrakt auflöst. Daher ist die Einnahme mit viel Flüssigkeit ein Aspekt, dessen Bedeutung insbesondere in der individuellen Patientenberatung gar nicht genug hervorgehoben werden kann.



### 4.1.2 Einfluss der Magenfüllung

Neben der zwingend notwendigen Anwesenheit von Wasser als Lösungs- und Transportmittel ist der Füllungszustand des Magens von großer Bedeutung für die Bioverfügbarkeit eines Arzneistoffs. In der Regel korreliert die Menge der im Magen vorhandenen Nahrung mit der Dauer der Magenpassage des Arzneimittels. Ein gefüllter Magen verzögert also tendenziell die Resorption des Arzneistoffs, sodass bei schnell freisetzenden Darreichungsformen wie Lösungen oder unretardierten Tabletten der Zeitpunkt des Erreichens der Spitzenkonzentration ($t_{max}$) nach hinten verschoben wird, gleichzeitig sinkt dann die Spitzenkonzentration ($c_{max}$) (Boullata, Armenti 2004; Nimmo 1973). Ob dies zu einer veränderten oder gar abgeschwächten Wirkung des Arzneistoffs führt, hängt vor allem von seinen pharmakodynamischen Eigenschaften und der jeweiligen medizinischen Indikation ab.

Geht man beispielsweise wie bei einem konzentrationsabhängig wirkenden Antibiotikum davon aus, dass für die antimikrobielle Wirkung eine Mindestplasmakonzentration erforderlich ist, ist es von entscheidender Bedeutung, ob diese Plasmakonzentration auch tatsächlich erreicht wird. Im Extremfall führt also ein stark gefüllter Magen zur Wirkungslosigkeit des Arzneimittels. Gleiches kann auch bei einem zur akuten Schmerzlinderung eingenommenen Analgetikum relevant sein: Die Einnahme auf nüchternen Magen führt in der Regel zum gewünschten schnellen Wirkeintritt, wohingegen ein gefüllter Magen die Schmerzepisode verlängern kann. Relativierend muss jedoch berücksichtigt werden, dass die Resorptionsgeschwindigkeit bei mehrfacher Gabe an Bedeutung verliert, sobald im Rahmen einer über die Einmalgabe hinausgehenden Therapie der **Steady-State-Zustand** erreicht ist.

Ob Arzneimittel nüchtern, zum Essen oder unabhängig von den Mahlzeiten eingenommen werden sollen, hängt unter pharmakokinetischen Aspekten hauptsächlich davon ab, wie die Bioverfügbarkeit des Arzneistoffs und vor allem die AUC durch die gleichzeitige Anwesenheit von Nahrung beeinflusst werden (○ Abb. 4.1). Dabei unterscheidet man drei Kategorien dieses sogenannten Food-Effekts (Lentz 2008).

■ **DEFINITION**

**Kein Food-Effekt:** Das Ausmaß der Bioverfügbarkeit (die AUC) bleibt konstant, auch wenn sich die Spitzenkonzentration sowie der Zeitpunkt ihres Erreichens verändern können. Die Einnahme des Arzneimittels kann unabhängig von der Mahlzeit erfolgen.

**Positiver Food-Effekt:** Die gleichzeitige Anwesenheit von Nahrung erhöht die Bioverfügbarkeit; AUC und $c_{max}$ steigen. Hier ist in der Regel die Einnahme mit einer Mahlzeit sinnvoll.

**Negativer Food-Effekt:** Bei der Einnahme mit einer Mahlzeit sinkt die Bioverfügbarkeit. Da das Ausmaß der Beeinträchtigung von der Zusammensetzung der Mahlzeit abhängt und nicht sicher vorhergesagt werden kann, müssen derartige Arzneistoffe nüchtern eingenommen werden.

### Was heißt „nüchtern"?

Viele Patienten haben im Übrigen häufig unzutreffende Vorstellungen über die Bedeutung des Wortes „nüchtern". Selbst wenn auf Zwischenmahlzeiten und kalorienhaltige Getränke verzichtet und der Energiebedarf durch drei größere Hauptmahlzeiten im Abstand von fünf oder sechs Stunden gedeckt wird, kann man nicht sicher davon ausgehen, dass der Magen vor der nächsten Mahlzeit vollständig geleert ist. Ein tatsächlicher Nüchternzustand ist in der Regel nur morgens vor dem Frühstück gewährleistet (Weitschies, Mehnert 2014). Die gelegentlich anzutreffende Empfehlung einer mehrfachen täglichen Nüchterneinnahme scheint unter physiologischen Bedingungen daher praktisch unmöglich. Unabhängig davon sind die arzneistoffspezifischen Angaben zur Nüchterneinnahme in Gebrauchs- und Fachinformationen selbst für die nur einmal tägliche Einnahme auf nüchternen Magen häufig unrealistisch knapp gewählt (z. B. 30–60 Minuten vor oder 1–2 Stunden nach einer Mahlzeit).

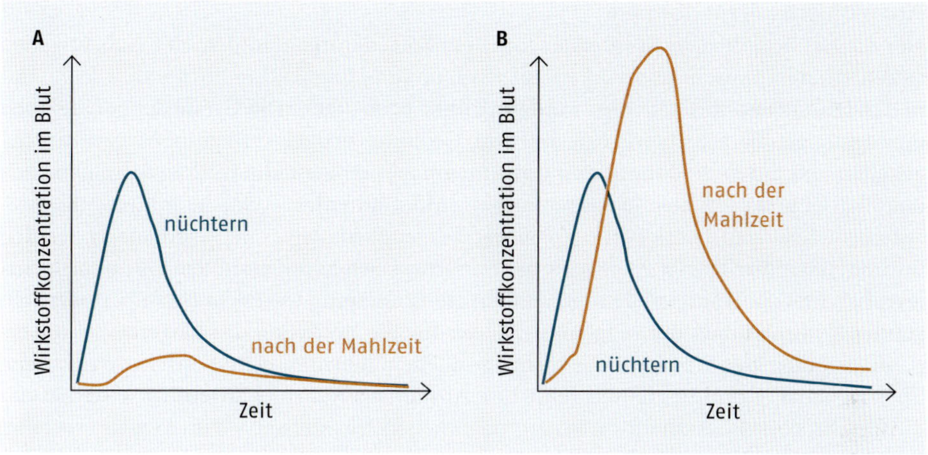


**Abb. 4.1** Beispielhafter Effekt der Magenfüllung auf die Wirkstoffkonzentration im Blut nach Einnahme eines Arzneimittels. **A** Negativer Food-Effekt: Einnahme nach der Mahlzeit führt zu einem niedrigeren Spitzenspiegel ($c_{max}$) und einem späteren Zeitpunkt des Spitzenspiegels ($t_{max}$). Die insgesamt resorbierte Wirkstoffmenge (AUC) ist reduziert. **B** Positiver Food-Effekt: Die Einnahme nach der Mahlzeit führt zu einem höheren Spitzenspiegel, der jedoch später erreicht wird. Die insgesamt resorbierte Wirkstoffmenge ist vergrößert. Modifiziert nach Weitschies, Mehnert 2014

Nicht nüchtern einzunehmende Arzneimittel können entweder vor, zu Beginn oder nach einer Mahlzeit eingenommen werden. Schnell freisetzende Darreichungsformen bzw. der daraus freigesetzte Wirkstoff können durch den nachfolgenden Nahrungsbrei in Richtung Magenausgang geschoben werden, wenn die Einnahme kurz vor oder zu Beginn einer Mahlzeit erfolgt. Eine spätere Einnahme kann den Wirkungseintritt verzögern, was jedoch auch wesentlich vom Löslichkeitsverhalten des Arzneistoffs abhängt. Gut wasserlösliche Substanzen können bei Anwesenheit ausreichender Flüssigkeitsmengen auch bei gefülltem Magen am Speisebrei vorbei in Richtung Dünndarm gelangen und dort rasch resorbiert werden. Diese sogenannte „**Magenstraße**" wurde bereits in den 1920er Jahren beschrieben und untersucht (van der Reis, Schembra 1926). Bei Arzneistoffen, die schlecht wasserlöslich sind oder die nur sehr langsam resorbiert werden, spielt der Zeitpunkt der Einnahme in Relation zur Mahlzeit nur eine untergeordnete Rolle.

Auf detaillierte Einnahmeempfehlungen zu einzelnen Arzneistoffen wird hier verzichtet; es sei auf die jeweiligen Fachinformationen sowie die einschlägige Literatur hingewiesen (Weitschies, Mehnert 2014; Krauß 2014). Den Patienten muss aber in jedem Fall die therapeutische Relevanz möglichst konstanter Einnahmebedingungen im Zusammenhang mit der Nahrungsaufnahme (Menge und Art) vermittelt werden.

**MERKE** Bei der Beratung zu den Einnahmemodalitäten für ein Arzneimittel muss dem Patienten stets auch die **therapeutische Relevanz möglichst konstanter Einnahmebedingungen** im Zusammenhang mit der Nahrungsaufnahme (Menge und Art) vermittelt werden.

4

### Monolithische Arzneiformen

Der menschliche Magen ist in erster Linie ein Speicherorgan, in dem der Nahrungsbrei außerdem durchmischt und vorverdaut wird, um anschließend in Portionen von 2–5 ml in den Dünndarm abgegeben zu werden (Klinke et al. 2009). Die Größe der gerade noch durchgängigen Partikel beträgt ca. 1–3 mm. Größere Partikel werden im Magen zurückgehalten und durch die Muskulatur des Antrums weiter zerkleinert. Eine Ausnahme bilden hierbei nicht zerfallende Arzneiformen (Monolithen), z. B. solche mit magensaftresistentem Überzug: Diese können von der Magenmuskulatur nicht zerkleinert werden und verlassen den Magen erst, wenn der Speisebrei sich komplett in den Dünndarm entleert hat: Erst dann sorgen die sogenannten „housekeeping waves“ in Form periodischer, starker Kontraktionen der Magenmuskulatur für die Befreiung des Magens von unverdaulichen Objekten inklusive der nicht zerfallenen Tabletten oder Kapseln. Wenn tagsüber regelmäßig und in kleinen zeitlichen Abständen Nahrung zugeführt wird, besteht die Gefahr, dass die Arzneiform bis zur nächtlichen Nüchternphase im Magen verbleibt. Problematisch ist dies zum Beispiel bei magensaftresistent überzogenen nichtsteroidalen Antirheumatika (▸ Praxisbeispiel).

Um diese Probleme zu umgehen, werden Arzneistoffe bei Notwendigkeit eines magensaftresistenten Überzugs häufig als multipartikuläre Systeme formuliert. Diese zerfallen schnell in ausreichend kleine, einzeln magensaftresistent überzogene Partikel, die den Pylorus zusammen mit dem Nahrungsbrei und nicht erst nach vollständiger Magenentleerung passieren können. Dadurch verbessert sich die Berechenbarkeit der Wirkstoffanflutung (Pfeifer et al. 2010).

---

#### Praxisbeispiel

Ein Patient nimmt seine magensaftresistent überzogene Diclofenac-Tablette aus Angst vor Reizungen der Magenschleimhaut mit der Mahlzeit ein. Da die Wirkung ausbleibt – die Tablette hat den Magen noch gar nicht verlassen und der Wirkstoff wurde noch nicht resorbiert – nimmt er zu den folgenden Mahlzeiten weitere Dosen ein. Erst in der Nacht, wenn sich sein Magen komplett entleert hat, werden alle über den Tag eingenommenen, noch nicht zerfallenen Tabletten durch die **housekeeping waves** auf einmal in den Dünndarm entleert. So kommt es durch die massiv verstärkte Wirkung unter Umständen zur Mukosaschädigung (Pfeifer et al. 2010).

---

### Weitere Faktoren

Neben magensaftresistenten Arzneiformen können auch retardierte Formulierungen als Monolithe vorliegen, so z. B. Matrixtabletten. Auch diese verlassen den Magen unter Umständen erst während der nächtlichen Nüchternphase, wenn sie zu einer Mahlzeit eingenommen werden. Da sie jedoch in der Regel schon im Magen kontinuierlich Arzneistoff abgeben, der dann zusammen mit dem Nahrungsbrei in Richtung Dünndarm transportiert und dort resorbiert wird, ist dieser Aspekt weniger problematisch.

Die Geschwindigkeit der Magenentleerung und damit die Zeit bis zur möglichen Resorption des Arzneistoffs im Dünndarm hängen neben pH-Wert und osmotischem Druck auch vom Energiegehalt des Speisebreis ab (◘ Tab. 4.1). Je höherkalorisch die verzehrten Speisen sind, desto langsamer erfolgt der Weitertransport des Mageninhalts in den Dünndarm. Wasser und andere kalorienfreie Flüssigkeiten werden innerhalb weniger Minuten aus dem Magen heraustransportiert, während eine Mahlzeit mit 1 000 kcal und einem Fettgehalt von 50 % erst nach über sechs Stunden vollständig den Magen verlassen hat (Koziolek 2014).

**Tab. 4.1** Einflussfaktoren auf die Geschwindigkeit der Magenentleerung. Modifiziert nach Weitschies, Mehnert 2014

| Einflussfaktoren | Geschwindigkeit der Magenentleerung |
|---|---|
| Niedriger pH-Wert des Mageninhalts | ↓ |
| Hoher Kaloriengehalt der Nahrung | ↓ |
| Hoher Kalorienbedarf des Körpers | ↑ |
| Hoher osmotischer Druck der Nahrung | ↓ |
| Hoher Plasmaglucosespiegel | ↓ (Hemmung bei Plasmaglucose > 8 mmol/L) |


### Zusammenfassung

- Die **Einnahme fester oraler Darreichungsformen** sollte grundsätzlich mit aufrechtem Oberkörper und einem großen Glas Leitungswasser erfolgen, um ein Anhaften an der Speiseröhre zu vermeiden und die Auflösung des Arzneistoffs als Voraussetzung für die Resorption zu gewährleisten.
- Bei **gleichzeitiger Aufnahme mit der Nahrung** ist in der Regel mit einer verzögerten systemischen Anflutung des Wirkstoffs zu rechnen. Ob die Nahrung darüber hinaus das Ausmaß der Bioverfügbarkeit beeinflusst (positiver oder negativer Food-Effekt), ist wirkstoffabhängig und muss im Einzelfall geprüft werden.
- **Magensaftresistent überzogene, monolithische Arzneiformen müssen nüchtern eingenommen werden,** da sie den Magen ansonsten unter Umständen erst in der nächsten nächtlichen Nüchternphase verlassen. Bei multipartikulären Darreichungsformen ist dies weniger relevant.
- Auch **monolithische Retardtabletten** können bei Einnahme zu einer Mahlzeit unter Umständen den ganzen Tag im Magen verbleiben. Da aus ihnen jedoch in der Regel kontinuierlich Wirkstoff freigesetzt wird, der den Magen mit dem Nahrungsbrei verlassen kann, ist dies weniger problematisch als bei magensaftresistent überzogenen Monolithen. Sie sollten aber möglichst immer im gleichen Abstand zu einer Mahlzeit eingenommen werden.


## 4.2 Spezifische Effekte bestimmter Lebensmittel

### 4.2.1 Grapefruit

Die Grapefruit (*Citrus paradisi, C. grandis x C. sinensis*) gehört wie die Zitrone, die Orange und zahlreiche weitere tropische und subtropische Pflanzen der Gattung *Citrus* zur Familie der Rautengewächse (*Rutaceae*). Wie die meisten anderen Zitrusfrüchte ist die Grapefruit ein Kreuzungsprodukt. Lediglich die Zedrate (*C. medica*), die Mandarine (*C. reticulata*) und die Pampelmuse (*C. grandis, syn. C. maxima*) stellen echte Spezies im botanischen Sinne dar (Abb. 4.2). Die Grapefruit entstand vermutlich Mitte des 18. Jahrhunderts

4

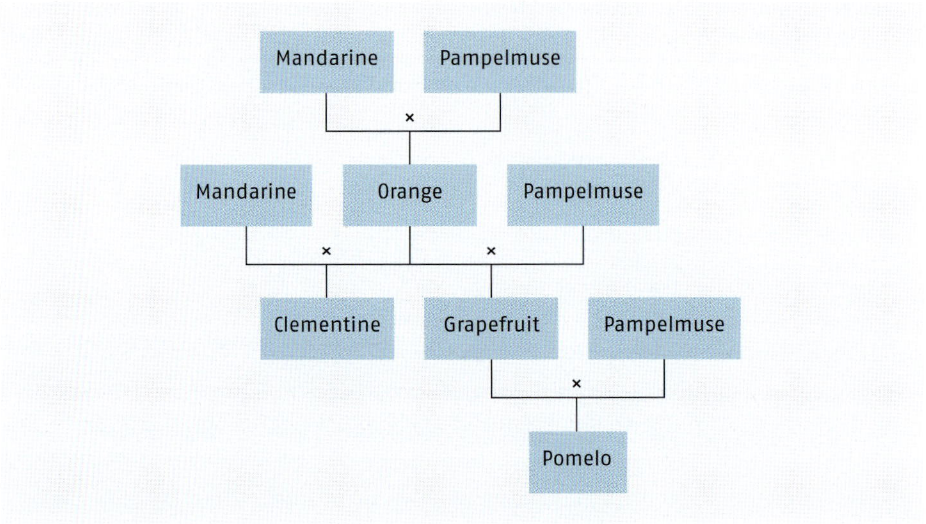


**Abb. 4.2** Grapefruit und Pomelo innerhalb der Citrus-Früchte

auf Barbados aus einer spontanen Kreuzung von Pampelmuse und Orange (*C. sinensis*). Entgegen dem zum Teil verbreiteten Sprachgebrauch ist sie also weder mit der Pampelmuse noch mit der Pomeranze (*C. aurantium*) identisch. Der Name „Grapefruit" rührt vermutlich von der traubenartigen Anordnung der Blütenstände her (engl. *grape*: Traube). Die USA sind weltweit der größte Produzent und auch Verbraucher von Grapefruits (Zeller 2005).

## Interaktionspotenzial

Die mittlerweile wohl bekannteste Wechselwirkung zwischen Arznei- und Lebensmitteln wurde erstmals 1989 von Bailey et al. als Zufallsbefund beschrieben. Die Autoren wollten ursprünglich den Einfluss von Ethanol auf die Wirkung des Calciumantagonisten **Felodipin** untersuchen. Die Ergebnisse deuteten jedoch darauf hin, dass der als Vehikel verwendete Grapefruitsaft pharmakokinetisch mit dem Felodipin interagierte und so dessen Plasmaspiegel erhöhte (Bailey 1989). Diese Hypothese konnte dieselbe Autorengruppe später bestätigen: Die Bioverfügbarkeit von Felodipin stieg auf fast das Dreifache, wenn die Probanden zur Einnahme Grapefruitsaft statt Wasser tranken. Der gleichzeitige Verzehr von Orangensaft zeigte keinen derartigen Effekt. Auch beim ebenfalls untersuchten Nifedipin stieg die Bioverfügbarkeit bei Einnahme mit Grapefruitsaft an, wobei der Effekt hier weniger stark ausgeprägt war als bei Felodipin (Bailey 1991). Kurz darauf wurde eine Inhibition des Abbaus von Felodipin zum inaktiven Metaboliten Dehydrofelodipin als Wirkmechanismus postuliert (Edgar 1992). Aus weiteren Untersuchungen ergab sich, dass die beschriebenen Phänomene hauptsächlich auf einer irreversiblen Hemmung des intestinalen CYP3A4-Systems beruhen (Bailey 1993).

Die Metabolisierung von Xenobiotika und damit auch von Arzneistoffen findet im menschlichen Organismus durch sogenannte Phase-I- und Phase-II-Reaktionen statt. In Phase I werden durch Oxidation, Reduktion, Hydrolyse oder Hydratisierung funktionelle Gruppen in das Molekül eingeführt, die in Phase II mit polaren endogenen Molekülen konjugiert werden. Die so erhöhte Hydrophilie ermöglicht bzw. erleichtert die renale oder biliäre Ausscheidung der Metaboliten. Die Cytochrom P450-Enzyme sind die Hauptakteure der oxidativen Phase-I-Reaktionen. Charakteristisch ist eine sehr breite Substratspezifität: Arzneistoffe unterschiedlicher chemischer Struktur werden zum Teil durch dasselbe CYP-Enzym metabolisiert. Für den Arzneistoffmetabolismus sind 12 Isoformen relevant, die wichtigste ist dabei das CYP3A4. CYP3A4 macht 30 % der Leberenzyme und 70–80 % der Mukosaenzyme im Dünndarm aus; ca. 50 % der therapeutisch eingesetzten Pharmaka sind Substrate dieses Enzyms (Topletz et al. 2013).

### Mechanismen der Interaktion

Zwar erfolgen ca. 95 % der Arzneistoffmetabolisierung durch CYP-Enzyme in der Leber, doch auch in der Mukosa des Dünndarms sind CYP-Enzyme lokalisiert, die Xenobiotika bereits vor dem Übertritt in den Pfortaderkreislauf metabolisieren und somit den Organismus und insbesondere die Leber vor möglichen Schäden durch mit der Nahrung aufgenommene Fremdstoffe schützen (Aktories 2013). Der Haupteffekt der Grapefruitinhaltsstoffe besteht in der irreversiblen Hemmung dieser intestinalen CYP3A4-Enzyme; P-Glykoproteine (P-gp) und organische Anionentransporter des Typs 1A2 (OATP1A2) werden ebenfalls gehemmt (○ Abb. 4.3 A).

Die intestinalen **CYP3A4-Enzyme** bewirken eine präsystemische Metabolisierung bestimmter Arzneistoffe bereits in den Enterozyten des Darms (○ Abb. 4.3 B); die CYP3A4-Hemmung führt so zur Wirkungsverstärkung von Arzneistoffen, die ansonsten durch CYP3A4 normalerweise bereits in der Darmmukosa inaktiviert und damit nicht in vollem Umfang bioverfügbar werden. Umgekehrt führt die CYP3A4-Hemmung durch Grapefruitinhaltsstoffe bei Prodrugs, die erst durch CYP3A4 bioaktiviert werden, zur Wirkungsabschwächung (Boullata, Armenti 2004; Schmidt 2002). Entscheidend ist hierbei die Tatsache, dass bei lebensmittelüblichen Zufuhrmengen von Grapefruitprodukten nur die intestinalen CYP3A4-Enzyme gehemmt werden, während die hepatischen CYP3A4-Enzyme erst bei exzessivem Grapefruitkonsum jenseits der üblichen Verzehrgewohnheiten relevant inhibiert werden (Dahan 2004). Daher besitzt Grapefruitsaft beispielsweise keinen Effekt auf die pharmakokinetischen Parameter von Ciclosporin, wenn dieses nicht oral, sondern intravenös und damit unter Umgehung des intestinalen CYP3A4-Systems appliziert wird (Ducharme 2005).

**P-gp** fungiert an den Enterozyten als Effluxtransporter für bestimmte Arzneistoffe; diese werden durch P-gp nach ihrer Resorption wieder zurück ins Darmlumen transportiert und somit präsystemisch eliminiert. Eine P-gp-Hemmung so zur erhöhten Bioverfügbarkeit entsprechender P-gp-Substrate.

**OATP1A2** fungiert an den Enterozyten als Influxtransporter für bestimmte Arzneistoffe; diese werden durch OATP1A2 aktiv in die Darmepithelzellen aufgenommen und so in ihrer Bioverfügbarkeit erhöht. Entsprechend führt die OATP1A2-Hemmung führt zur reduzierten Bioverfügbarkeit entsprechender OATP1A2-Substrate.

### CYP3A4-Inhibition

Da es sich bei der CYP3A4-Inhibition um eine irreversible Suizidhemmung handelt, ist der Effekt bereits kurz nach dem Verzehr üblicher Grapefruitmengen (z. B. 200 ml Saft) voll ausgeprägt und hält bis zu drei Tagen an (Boullata, Armenti 2004; Schmidt 2002). Erst durch die sukzessive Neusynthese des Enzyms wird die Hemmung aufgehoben. Im Unterschied zu Arzneimittelinteraktionen mit anderen Lebensmitteln ist es deshalb bei Grapefruitprodukten nicht ausreichend, einen zeitlichen Sicherheitsabstand von wenigen

A

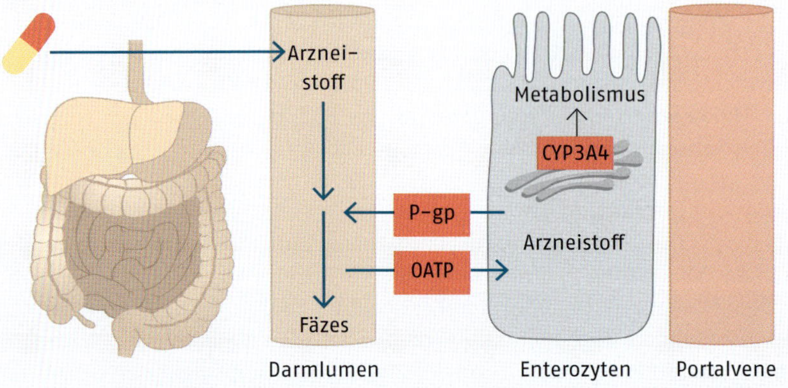


B

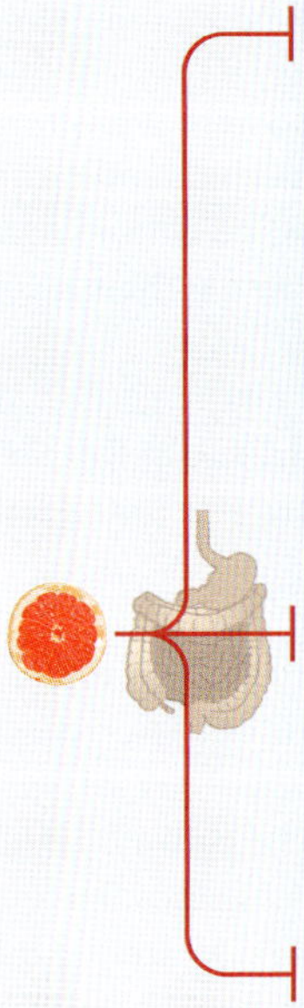

| Zielstruktur der Grapefruit-Inhaltsstoffe | Pharmakologischer Effekt | Betroffene Wirkstoffe (beispielhaft, vgl. ◻ Tab. 4.2) |
|---|---|---|
| **Intestinales CYP3A4** präsystemische Metabolisierung | → **Bioverfügbarkeit ↑** CYP3A4-Substrate | Amiodaron, Carbamazepin, Ciclosporin, Clopidogrel, Diazepam, Felodipin, Domperidon, Saquinavir, Sildenafil, Simvastatin |
| | → **Bioverfügbarkeit ↓** CYP3A4-aktivierte Prodrugs | Cyclophosphamid, Terfenadin |
| **p-Glykoprotein** aktive Ausschleusung (Efflux) von Substraten aus den Enterozyten | → **Bioverfügbarkeit ↑** P-gp-Substrate | Aliskiren, Everolimus, Ranolazin |
| **OATP1A2** aktive Einschleusung (Influx) von Substraten in die Enterozyten | → **Bioverfügbarkeit ↓** OATP-Substrate | Aliskiren, Levothyroxin |

○ Abb. 4.3 Mechanismen der Grapefruit-Interaktionen. **A** Grapefruitinhaltsstoffe bewirken eine Hemmung von intestinalen CYP3A4-Enzymen, P-Glykoproteinen (P-gp) und organischen Anionentransportern des Typs 1A2 (OATP1A2), **B** Einfluss von Grapefruitinhaltsstoffen auf die Bioverfügbarkeit von Arzneistoffen

**Tab. 4.2** Wirkstoffe, bei deren oraler Anwendung auf Grapefruitprodukte verzichtet werden sollte. Nach Dresser 2000, Mazi-Kotwal 2012, Lilja 1998

| Wirkstoffgruppe | Wirkstoffe |
|---|---|
| Antianginöse Wirkstoffe | Ranolazin |
| Antiarrhythmika | Amiodaron, Dronedaron |
| Antidepressiva | Buspiron |
| Antiemetika | Domperidon |
| Antihypertensiva | Aliskiren |
| Antikonvulsiva | Carbamazepin, Phenytoin, Phenobarbital |
| Antiretrovirale Virustatika | Saquinavir[1], Maraviroc, Rilpivirin, Efavirenz |
| Calciumantagonisten | Amlodipin[2], Felodipin, Nicardipin, Nifedipin, Nimodipin, Nitrendipin, Nisoldipin |
| $H_1$-Antihistaminika | Terfenadin |
| Immunsuppressiva | Ciclosporin, Everolimus, Sirolimus, Tacrolimus |
| Neuroleptika | Pimozid, Quetiapin, Ziprasidon[1] |
| PDE-5-Hemmer | Sildenafil, Tadalafil, Vardenafil |
| Sedativa | Zaleplon[3], Zolpidem[3], Zopiclon[3] Alprazolam[3], Diazepam[3], Midazolam[3], Triazolam[3] |
| Statine | Atorvastatin, Lovastatin, Simvastatin |
| Thrombozytenaggregationshemmer | Clopidogrel |
| Tyrosinkinase-Inhibitoren | Lapatinib, Nilotinib |
| Zytostatika | Cyclophosphamid |

[1]Grapefruit-Interaktion nach Angabe der Fachinformation praktisch irrelevant.
[2]Grapefruit-Interaktion findet sich lediglich als Angabe der Fachinformation, keine Auswirkungen an gesunden Probanden.
[3]Hinweis auf Grapefruit-Interaktion nicht in jeder Fachinformation explizit vorhanden.

Stunden zwischen Arzneimitteleinnahme und Lebensmittelverzehr einzuhalten. Selbst ein Zeitabstand von 24 Stunden bietet keine ausreichende Sicherheit. Daher muss der Patient während der gesamten Therapiedauer mit Arzneistoffen, für die diese Art der Interaktion relevant ist, auf Grapefruitprodukte verzichten. Dies ist für medizinische Laien ohne entsprechendes Hintergrundwissen nicht ersichtlich und muss den betroffenen Patienten explizit vermittelt werden.

MERKE **Die CYP3A4-hemmende Wirkung von Grapefruitprodukten ist irreversibel und hält daher bis zur Neusynthese des Enzyms mehrere Tage an.** Deshalb müssen Patienten unter Therapie mit den betroffenen Arzneistoffen während der gesamten Therapiedauer auf sämtliche grapefruithaltige Nahrungsmittel verzichten. Eine zeitversetzte Einnahme genügt nicht!

Da bei üblichen Verzehrmengen lediglich das intestinale, nicht jedoch das hepatische CYP3A4-System gehemmt wird, spielt die beschriebene Interaktion nur bei Wirkstoffen eine Rolle, die normalerweise bereits in der Darmmukosa metabolisiert werden (Tab. 4.2). So ist zum Beispiel zu erklären, dass die AUC des Tyrosinkinaseinhibitors **Imatinib** (Glivec®) nach gleichzeitiger Gabe des auch das hepatische CYP3A4 inhibierende Antimykotikums Ketoconazol um bis zu 40 % steigt (Dutreix 2004), sie bei Einnahme mit Grapefruitsaft jedoch unverändert bleibt (Kimura 2011). Die Metabolisierung von Imatinib durch CYP3A4 findet hauptsächlich in der Leber statt; dieser Vorgang wird durch übliche Mengen Grapefruitsaft daher nicht beeinträchtigt. Lapatinib (Tyverb®) und Nilotinib (Tasigna®) dürfen dagegen nicht mit Grapefruitprodukten eingenommen werden.

Als für die CYP3A4-Hemmung verantwortliche Inhaltsstoffe wurden das Flavanon Naringenin, sein Glykosid Naringin sowie diverse Furanocumarine identifiziert, z. B. Bergamottin und 6',7'-Dihydroxybergamottin (Abb. 4.4). Die Hauptwirkung ist dabei den Furanocumarinen zuzuschreiben, da diese im Gegensatz zu Naringenin und Naringin eine irreversible Hemmung von CYP3A4 bewirken (Bailey 2000; Goosen 2004). Einige dieser Substanzen sind in geringerem Ausmaß auch in anderen Zitrusfrüchten vorhanden. So enthält die Pomelo, als Kreuzungsprodukt aus Grapefruit und Pampelmuse, ein ähnliches Inhaltsstoffspektrum wie die beiden Ausgangsarten. Erwartungsgemäß konnte die Hemmung von CYP3A4 durch verschiedene Pomeloextrakte in vitro nachgewiesen werden (Egashira 2004); auch wurden erhöhte Plasmaspiegel des Immunsuppressivums und CYP3A4-Substrats **Tacrolimus** nach dem Verzehr von Pomelosaft beobachtet (Egashira 2003). Eine Übertragbarkeit des beschriebenen Interaktionspotenzials der Grapefruit auf die Pomelo erscheint vor dem biologischen Hintergrund sehr plausibel.

MERKE Die **Pomelo** als Kreuzungsprodukt zwischen Pampelmuse und Grapefruit muss als möglicher Interaktionspartner mit CYP3A4-Substraten ebenfalls berücksichtigt werden. Warnhinweise bezüglich des Interaktionspotenzials von Grapefruit gelten auch für die Pomelo, selbst wenn dies im Einzelfall nicht explizit erwähnt wird.

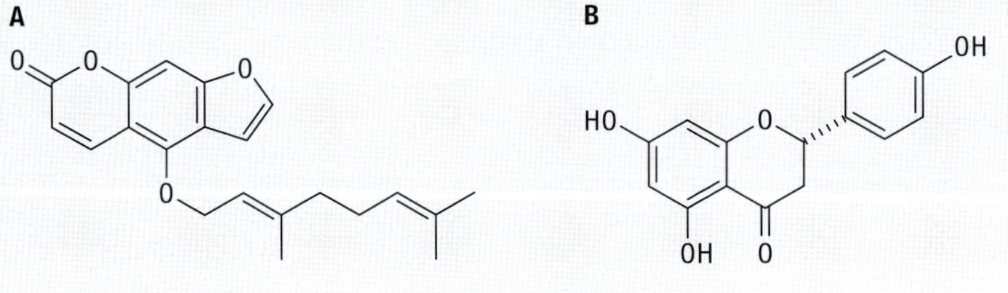


Abb. 4.4 Strukturformeln von A Bergamottin, B Naringenin

### Transportproteine in der Darmmukosa

Neben der CYP3A4-Inhibition beeinflussen Grapefruitprodukte die Bioverfügbarkeit bestimmter Arzneistoffe auch durch die Hemmung von Transportproteinen in der Darmmukosa (Glaeser 2007; Dahan 2004) (○ Abb. 4.3). Der Effluxtransporter **P-Glykoprotein** (P-gp) ist in verschiedenen Geweben an der Elimination von Xenobiotika beteiligt; auch Arzneistoffe werden durch P-gp nach ihrer Resorption wieder ins Darmlumen zurück transportiert und somit präsystemisch eliminiert (Mutschler 2013). Die Inhibition von P-gp durch Grapefruitprodukte führt also ebenso wie eine CYP3A4-Hemmung zu einer erhöhten systemischen Verfügbarkeit der jeweiligen Substanz. Interessanterweise werden die meisten P-gp-Substrate auch von CYP3A4 metabolisiert, sodass sich die Grapefruiteffekte an dieser Stelle summieren (Mutschler 2013).

Auch der **organische Anionentransporter OATP1A2** auf der apikalen Seite der Enterozyten wird durch die Grapefruitinhaltstoffe Naringin und Hesperidin gehemmt (Dresser et al. 2002); physiologisch fungiert OATP1A2 als Influxtransporter in die Enterozyten. Folglich sinkt die Bioverfügbarkeit verschiedener Wirkstoffe (vgl. ○ Abb. 4.3), an deren Aufnahme aus dem Darmlumen OATP1A2 beteiligt ist (Bailey 2007; Dolton et al. 2014). Vermutlich spielen auch noch weitere Subtypen der organischen Anionentransporter (z. B. OATP2B1, OATP1B3) sowie weitere Fruchtsäfte (z. B. Orangensaft, Apfelsaft) eine relevante Rolle bei substanzspezifischen Interaktionen an dieser Stelle. Die Aufklärung entsprechender Zusammenhänge ist aktueller Forschungsgegenstand (Bailey 2010; Shirasaka et al. 2013).

Aus dem Zusammenspiel dieser Mechanismen ergibt sich, dass der Verzehr von Grapefruitprodukten vor allem die Bioverfügbarkeit jener Arzneistoffe beeinflusst, die Substrate des intestinalen CYP3A4-Systems bzw. der Transportsysteme P-Glykoprotein oder OATP1A2 sind. Einige Wirkstoffgruppen sind von dieser Interaktion daher besonders betroffen (□ Tab. 4.2).

**CAVE Bei der Bewertung der klinischen Relevanz der Arzneimittelinteraktionen von Grapefruit und Pomelo ist neben der Schwere der Indikation auch die Berücksichtigung der therapeutischen Breite des jeweiligen Arzneistoffs essenziell. Wenn diese sehr groß ist, spielen Schwankungen in der Bioverfügbarkeit in Bezug auf unerwünschte Wirkungen eine untergeordnete Rolle. Umgekehrt können bei enger therapeutischer Breite auch geringere Erhöhungen der systemischen Verfügbarkeit zu gefährlichen unerwünschten Arzneimittelwirkungen führen.**

### Orangensaft, Apfelsaft

Die Beeinflussung der Bioverfügbarkeit bestimmter Arzneistoffe durch Orangensaft oder Apfelsaft kann ebenfalls nicht sicher ausgeschlossen werden. Tatsächlich verringert die Einnahme mit Orangensaft die Verfügbarkeit der Betarezeptorenblocker Celiprolol und Atenolol um 80 % bzw. 40 % (Lilja 2004; Lilja 2005). Auch die Bioverfügbarkeit von Fexofenadin wird durch Apfel- und Orangensaft verringert, hierfür wird allerdings nicht eine CYP-Hemmung, sondern die Inhibition des organischen Anionentransporters OATP2B1 verantwortlich gemacht (Dresser 2002; Shirasakaya et al. 2013). Klinisch sind die genannten Nahrungsmittel trotz ihres sehr hohen Verbreitungsgrads jenseits einzelner Fallberichte bisher nicht auffällig geworden.

## Interaktionen mit einzelnen Arzneistoffen/Arzneistoffgruppen

### Calciumkanalblocker

Wie eingangs erwähnt, wurden die Auswirkungen von Grapefruitprodukten auf Arzneistoffe zuerst an Calciumkanalblockern vom Dihydropyridin-Typ beschrieben. Seitdem wurde die Interaktion für nahezu alle Vertreter dieser Klasse – neben Felodipin auch Nifedipin, Nimodipin, Nicardipin, Nitrendipin und Nisoldipin – nachgewiesen. Sie manifestiert sich sowohl pharmakokinetisch durch erhöhte Plasmaspiegel als auch pharmakodynamisch durch eine verstärkte Blutdrucksenkung sowie ein häufigeres Auftreten von unerwünschten Wirkungen wie Tachykardien, Ödembildung, Kopfschmerzen und der typischen Flush-Symptomatik (Bailey 1991; Edgar 1992; Lundahl 1997). Amlodipin scheint von dieser Problematik ausgenommen: Zumindest an gesunden Probanden zeigte die Einnahme mit Grapefruitsaft keinen Effekt auf die Wirkung von Amlodipin (Vincent 2000). Dennoch warnen die entsprechenden Fachinformationen sicherheitshalber auch bei Amlodipin vor gleichzeitigem Grapefruitkonsum.

### Antiretrovirale Mittel

Erhöhungen der Bioverfügbarkeit durch Grapefruitsaft wurden unter anderem für den HIV-Proteasehemmer **Saquinavir** beschrieben (Kupferschmidt 1998; Eagling 1999). Die teilweise gravierenden unerwünschten Wirkungen dieser Substanzklasse – Übelkeit, Kopfschmerzen, Fatigue und Schlafstörungen sowie die häufig als stigmatisierend empfundene Umverteilung des Fettgewebes – können sich so eventuell weiter verstärken (Mutschler 2013). Problematisch ist dies vor allem im Hinblick auf die zu optimierende Therapieadhärenz der Patienten. Die Medikation muss lebenslang eingenommen werden und stellt durch die in der Regel notwendige Kombinationstherapie eine hohe Belastung für den Patienten dar. Vor allem bei zu Infektionsbeginn noch bestehendem subjektivem Wohlbefinden können Arzneimitteltherapie-assoziierte Beeinträchtigungen der Lebensqualität unter Umständen therapielimitierend sein. Aus medizinischer Sicht ist jedoch eine konsequente und mit hoher Adhärenz durchgeführte Arzneimitteltherapie zur bestmöglichen Viruslastreduktion und damit Prognoseverbesserung von Beginn an zwingend erforderlich. Im Übrigen sind auch viele HIV-Virustatika nicht nur Substrate, sondern gleichzeitig auch starke Inhibitoren verschiedener Enzyme des CYP-Systems, sodass bei der antiretroviralen Therapie ohnehin schon zahlreiche mögliche Interaktionen beachtet werden müssen. Auch Efavirenz, Maraviroc, und Rilpivirin sind potenzielle Kandidaten für eine Interaktion mit Grapefruitsaft (Mazi-Kotwal 2012).

In bestimmten Fällen kann dieser Zusammenhang sogar therapeutisch genutzt werden: Der stark CYP3A4-inhibierende Proteasehemmer Ritonavir wird in subtherapeutischen Dosen als Kombinationspartner anderer Proteasehemmer eingesetzt, um deren Bioverfügbarkeit zu erhöhen und reproduzierbarer zu gestalten, wodurch die Einzeldosen reduziert und Dosierungsintervalle verlängert werden können (Mutschler 2013). Inwieweit eine zusätzliche CYP3A4-Inhibition durch Grapefruitprodukte im Einzelfall tatsächlich klinisch relevant ist, kann nicht pauschal beurteilt werden. In der Fachinformation von Invirase® (Saquinavir) wird der Effekt als vernachlässigbar dargestellt (Stand 05/2014). Dennoch erscheint der Verzicht auf Grapefruitprodukte empfehlenswert, um die ohnehin beträchtliche Komplexität der antiretroviralen HIV-Therapie nicht zusätzlich zu erhöhen.

#### Phosphodiesterase-5-Hemmer

Die Phosphodiesterasehemmer **Sildenafil, Tadalafil** und **Vardenafil** werden zur symptomatischen Therapie der erektilen Dysfunktion sowie – mit Ausnahme von Vardenafil – auch zur Behandlung der pulmonalen arteriellen Hypertonie eingesetzt. Der Wirkmechanismus besteht in der Abbauhemmung von cGMP, wodurch dessen vasodilatierende Wirkung in den Arteriolen des Schwellkörpers verlängert wird (Mutschler 2013). Die Vasodilatation ist jedoch nicht ausschließlich auf den Schwellkörper beschränkt, woraus sich die typischen unerwünschten Wirkungen wie Flush, Kopfschmerzen und Schwindel ergeben. Eine erhöhte Bioverfügbarkeit durch Hemmung des CYP3A4-vermittelten Wirkstoffabbaus erhöht das Nebenwirkungsrisiko, was bei vorliegenden kardiovaskulären Risikofaktoren und entsprechender Begleitmedikationen potenziell gefährlich sein kann. Insbesondere die Kombination von PDE-5-Hemmern mit Nitraten birgt ein hohes Risiko überschießender systemischer Vasodilatation bis hin zum Schock, was durch den grapefruitvermittelten Anstieg der Plasmakonzentration weiter verstärkt werden kann (Bailey 2004). Problematisch ist dieser Sachverhalt auch deshalb, weil vielen Patienten die Einnahme von Präparaten gegen erektile Dysfunktion tendenziell unangenehm ist und sie daher einer ausführlichen Beratung über das Interaktionspotenzial ausweichen.

#### ZNS-wirksame Substanzen

Zahlreiche Psychopharmaka und Antikonvulsiva werden ebenfalls über intestinales CYP3A4 metabolisiert und/oder fungieren als P-Glykoprotein-Substrat. Interaktionen mit Grapefruitprodukten erscheinen daher wahrscheinlich, auch wenn bisher nicht für alle entsprechenden Substanzen ein klinischer Nachweis erbracht wurde (◘ Tab. 4.2). Bei **Neuroleptika** wie Ziprasidon oder Quetiapin liegt die Problematik erhöhter Plasmaspiegel in dem vermehrten Auftreten von Herzrhythmusstörungen durch eine Verlängerung des QT-Intervalls. Bei **Benzodiazepinen** und **Z-Substanzen** ist eine verstärkte bzw. verlängerte Sedierung möglich, die zum Beispiel eine Teilnahme am Straßenverkehr am Morgen nach abendlicher Einnahme problematisch machen kann (Dresser 2000) Erhöhte Konzentrationen von Midazolam, wie sie bei gleichzeitigem Konsum von Grapefruitsaft beobachtet wurden, bergen zumindest bei Patienten mit respiratorischen Vorerkrankungen das erhöhte Risiko einer Atemdepression (Farkas 2007). Die Anwendung von Midazolam findet überwiegend im stationären Bereich im Rahmen der operativen bzw. diagnostischen Prämedikation statt. Im Anamnesegespräch sollte der Anästhesist prädisponierte Patienten daher zum Konsum von Grapefruitprodukten in den vergangenen Tagen befragen, wenn das Midazolam oral verabreicht werden soll. Auch die Plasmaspiegel von Carbamazepin sind bei gleichzeitigem Grapefruitkonsum erhöht, was unter Umständen zu Schwindel, Müdigkeit, Gangunsicherheit und Doppelsehen führen kann (Gark 1998).

#### Immunsuppressiva

Die nach Organtransplantationen oder zur Therapie von Autoimmunerkrankungen eingesetzten Immunsuppressiva **Tacrolimus, Everolimus, Sirolimus** und **Ciclosporin** zeichnen sich durch eine geringe therapeutische Breite aus, die ohnehin ein therapeutisches Drugmonitoring erforderlich macht (Mutschler 2013). Zur Vermeidung von Transplantatabstoßungen muss ein Absinken des Plasmaspiegels in subtherapeutische Konzentrationen unbedingt vermieden werden; umgekehrt können Überdosierungen zu äußerst unangenehmen und zum Teil lebensbedrohlichen unerwünschten Arzneimittelwirkungen führen. Beispiele hierfür sind neben Leber- und Nierenfunktionsstörungen auch starke Kopfschmerzen, Übelkeit, Stomatitis sowie bei Ciclosporin Gingivahyperplasie und Hirsutismus (Mutschler 2013).

Die genannten Immunsuppressiva werden durch CYP3A4 metabolisiert (Sattler 1992; Kronbach 1988) und sind zusätzlich Substrate des P-Glykoproteins (Saeki 1993), sodass deren Hemmung durch Grapefruitsaft eine Erhöhungen des Plasmaspiegels und damit vermehrte und verstärkte unerwünschte Wirkungen zur Folge hat. Die klinische Relevanz dieser Interaktion ist durch zahlreiche Studien umfangreich belegt (Kane 2000).

Für **Tacrolimus** und **Ciclosporin** liegen zudem auch Daten zur Beeinflussung der Bioverfügbarkeit durch pomelohaltige Lebensmittel vor. So zeigten gesunde Probanden nach Applikation von 200 mg Ciclosporin als Einzeldosis eine Plasmaspiegelerhöhung auf etwa 120 %, wenn die Einnahme mit 240 ml Pomelosaft statt mit Wasser erfolgte (Grenier 2006). Wegen der geringen therapeutischen Breite von Ciclosporin kann diese Erhöhung bereits zu relevanten unerwünschten Wirkungen führen. Für Tacrolimus wurde sogar ein Anstieg des Plasmaspiegels auf das Doppelte des Ausgangswerts beschrieben, nachdem der nierentransplantierte Patient Pomelo zu sich genommen hatte (Egashira 2003). Zwar sollen die Plasmaspiegel von Tacrolimus nach Organtransplantationen zunächst ohnehin zweimal wöchentlich kontrolliert werden, später jedoch werden die zeitlichen Abstände der Kontrolluntersuchungen üblicherweise größer, sodass ernährungsbedingte Schwankungen im Plasmaspiegel unter Umständen nicht zeitnah detektiert werden. Patienten unter Therapie mit den genannten Immunsuppressiva sollten somit dringend auf Grapefruit- und Pomeloprodukte verzichten, um unerwünschte Wirkungen und therapeutische Komplikationen zu vermeiden.

MERKE **Immunsuppressiva** wie Ciclosporin, Tacrolimus, Everolimus und Sirolimus besitzen eine sehr geringe therapeutische Breite. Die Hemmung ihres Abbaus durch die Inhaltsstoffe von Grapefruit und Pomelo ist daher klinisch hoch relevant und muss in jedem Fall vermieden werden, um das Risiko schwerer unerwünschter Wirkungen zu vermeiden.

### Antiarrhythmika

Die Klasse III-Antiarrhythmika **Amiodaron** und **Dronedaron** werden hauptsächlich über CYP3A4 metabolisiert. Der gleichzeitige Verzehr von Grapefruitsaft erhöht also auch hier die Bioverfügbarkeit und sollte während der gesamten Therapiedauer vermieden werden. An gesunden Freiwilligen führte die Einnahme von Amiodaron mit Grapfruitsaft dazu, dass der Abbau von Amiodaron zum ebenfalls aktiven Metaboliten N-Desethylamiodaron vollständig inhibiert wurde (Libersa 2000). Zwar wurden in dieser Studie keine kritischen EKG-Veränderungen beobachtet, allerdings handelte es sich um gesunde, junge Probanden. Ein erhöhtes Risiko unerwünschter Arzneimittelwirkungen bei gesteigerter Bioverfügbarkeit der arrhythmogenen Ausgangssubstanz ist bei älteren Patienten mit Arrhythmien und/oder Kardiomyopathien also keinesfalls ausgeschlossen.

### Statine

HMG-CoA-Reduktasehemmer (Statine) werden zur Therapie verschiedener Formen von Hypercholesterinämie und Hyperlipidämie sowie zur Primärprävention kardiovaskulärer Ereignisse eingesetzt. Die Rhabdomyolyse stellt eine zwar seltene, aber unbehandelt lebensbedrohliche Komplikation einer Statintherapie dar. Hierbei kommt es durch eine statinvermittelte Blockade des myozytären Stoffwechsels zur Auflösung der quergestreif-

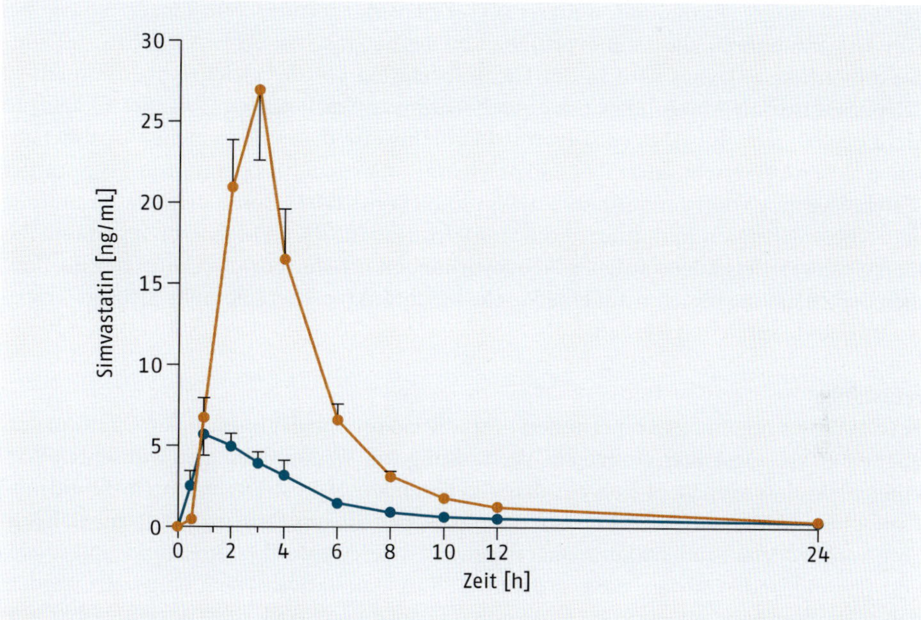


**Abb. 4.5** Effekt von Grapefruitsaft auf den Plasmaspiegel von Simvastatin. Dargestellt ist die mittlere Simvastatin-Plasmakonzentration nach peroraler Einnahme einer Simvastatin-Einzeldosis (40 mg) mit 200 ml Wasser (blau) bzw. Grapefruitsaft (orange). Modifiziert nach Lilja 2004b

4

ten Muskulatur, was sich im Anfangsstadium in unerklärlichen Muskelschmerzen, Krämpfen und Muskelschwäche manifestieren kann (Mutschler 2013). Bereits der einmal tägliche Verzehr von 200 ml Grapefruitsaft über drei Tage kann die AUC und die maximale Plasmakonzentration einer Einmaldosis **Simvastatin** um das Drei- bis Vierfache erhöhen (Lilja 2004b) (Abb. 4.5).

Zur Minimierung des ohnehin vorhandenen Rhabdomyolyse-Risikos sollte unter der Therapie mit den CYP3A4-Substraten **Simvastatin, Atorvastatin** und **Lovastatin** auf Pomelo- und Grapefruitprodukte verzichtet werden. Falls dies im Einzelfall nicht umsetzbar erscheint, könnte ein Substanzwechsel auf Fluvastatin, Pravastatin oder Rosuvastatin erwogen werden, die aufgrund alternativer Metabolisierungswege nicht von dieser Art der Interaktion betroffen sind (Bailey 2004). Einige Autoren kommen zu dem Ergebnis, dass die aus einer erhöhten Bioverfügbarkeit resultierende stärkere Senkung des Cholesterolspiegels das erhöhte Nebenwirkungsrisiko rechtfertigt (Lee 2015). Angesichts des in keiner Weise standardisierten Gehalts an aktiven Inhaltsstoffen in pomelo- und grapefruithaltigen Lebensmitteln und der damit verbundenen Variabilität der Interaktionsstärke erscheint dieser Ansatz jedoch überaus fraglich.

### Dopamin-Antagonisten

Der Dopamin-Antagonist **Domperidon** ist zur symptomatischen Behandlung von Übelkeit und Erbrechen bei Erwachsenen und Jugendlichen ab zwölf Jahren zugelassen. Wie durch epidemiologische Studien gezeigt werden konnte, erhöht Domperidon das Risiko für schwerwiegende ventrikuläre Arrhythmien und plötzlichen Herztod. Dieser Effekt zeigte sich vor allem bei Patienten über 60 Jahren, bei Dosierungen von > 30 mg/Tag oder bei gleichzeitiger Einnahme weiterer QT-Zeit-verlängernder Substanzen sowie bei CYP3A4-Inhibitoren, die die Bioverfügbarkeit des hepatischen CYP3A4-Substrats Domperidon erhöhen. Daher wird in der Fachinformation vor der gleichzeitigen Einnahme beispielsweise mit Makroliden oder Azol-Antimykotika gewarnt. Zwar ist Grapefruit nicht explizit aufgeführt, es existieren jedoch Hinweise darauf, dass neben dem hepatischen CYP3A4-System auch das entsprechende intestinale Enzym sowie P-gp an der Metabolisierung von Domperidon beteiligt sind (Ward 2004). Somit liegt die Vermutung nahe, dass auch deren Inhibition durch Grapefruitsaft die Bioverfügbarkeit und damit das Risiko schwerwiegender kardialer Nebenwirkungen erhöht. Für die Dauer der im Rahmen der Zulassung ohnehin auf eine Woche beschränkten Therapie sollte also auf Grapefruitprodukte verzichtet werden.

#### Zytostatika

Bei den bisher genannten Arzneistoffen führt die Hemmung der intestinalen CYP-Enzyme über einen verlangsamten Abbau zur Verstärkung von Wirksamkeit unerwünschten Wirkungen. Anders verhält es sich bei den alkylierenden N-Lost-Derivaten **Ifosfamid** und **Cyclophosphamid**, die in zahlreichen onkologischen Therapieschemata z. B. zur Behandlung von Bronchial- oder Mammakarzinomen eingesetzt werden. Ifosfamid und Cyclophosphamid sind Prodrugs, die erst durch CYP3A4 zur aktiven Form umgesetzt werden, daher resultiert aus einer CYP3A4-Hemmung in diesem Fall eine Wirkungsabschwächung (Boullata, Armenti 2004; Schmidt 2002; Kane 2000). Ein Kausalzusammenhang zwischen Therapieversagen und einer Nahrungsmittelinteraktion ist bei onkologischen Indikationen naturgemäß schwierig nachzuweisen. Wenn die Ausprägung der erwarteten unerwünschten Wirkungen wie Knochenmarkdepression und Übelkeit jedoch ungewöhnlich mild verläuft, kann dies ein Hinweis auf eine eventuell abgeschwächte Wirkung der zytostatischen Therapie sein. Obwohl auch die Fachinformationen der parenteral zu applizierenden Präparate mit Cyclophosphamid bzw. Ifosfamid vor dem Verzehr grapefruithaltiger Lebensmittel warnen, ist der beschriebene Mechanismus bei üblichen Verzehrmengen lediglich für orale Darreichungsformen plausibel, da nur intestinale CYP-Enzyme von den Grapefruitinhaltsstoffen gehemmt werden. Daher betrifft diese Interaktion ausschließlich Endoxan® Dragees, deren Verbreitung im Vergleich zur Cyclophosphamid-Trockensubstanz für die Herstellung von Infusionslösungen gering ist. Ifosfamid ist ohnehin nur für die parenterale Applikation im Handel. Somit ist die praktische Bedeutung dieser Wechselwirkung vermutlich gering. Aus forensischen Gründen sollte jedoch allen Patienten unter Cyclophosphamid- oder Ifosfamidtherapie entsprechend der jeweiligen Fachinformationen vom Grapefruitverzehr abgeraten werden.

#### $H_1$-Antihistaminika

Auch das $H_1$-Antihistaminikum **Terfenadin** ist ein Prodrug, das erst durch CYP3A4 zum aktiven Metaboliten carboxyliert wird. Die Hemmung von CYP3A4 führt somit zur erhöhten Plasmakonzentration der arrhythmogenen Ausgangssubstanz und auf diesem Weg zu möglicherweise subtherapeutischen Konzentrationen des aktiven Metaboliten. Obwohl bei gesunden Probanden nach einmaliger Applikation der Kombination von Grapefruitsaft und Terfenadin keine verstärkte Kardiotoxizität im Vergleich zur alleinigen Terfenadingabe festgestellt wurde, ist bei Risikopatienten und/oder bei wiederholter Einnahme nicht auszuschließen, dass möglicherweise lebensbedrohliche Tachyarrhythmien auftreten (Clifford 1997).

### Clopidogrel

Für den Thrombozytenaggregationshemmer Clopidogrel war lange keine relevante Interaktion mit Grapefruit erwartet worden, da die Bildung des aktiven Metaboliten aus dem Prodrug hauptsächlich über CYP2C19 erfolgt. Auch die Fachinformationen enthalten bislang keinen Hinweis auf eine mögliche Plasmaspiegelbeeinflussung durch Grapefruit. Einige Grapefruitinhaltsstoffe, z. B. Bergamottin, sind jedoch CYP2C19-Inhibitoren (Tassaneeyakul 2000), wodurch die Bioaktivierung von Clopidogrel und damit die thrombozytenaggregationshemmende Wirkung beeinträchtigt werden kann; dies konnte vor kurzem an gesunden Probanden nachgewiesen werden (Holmberg 2014). Folglich sollte auch unter Clopidogreltherapie der Genuss von Grapefruitprodukten sicherheitshalber vermieden werden.

**MERKE** Während Grapefruit- und Pomeloprodukte bei den meisten Arzneistoffen, die von der CYP-Inhibition betroffen sind, zu einem verminderten Abbau und damit zu einer **Erhöhung** von Plasmaspiegel sowie erwünschten und unerwünschten Wirkungen führen, werden die Prodrugs Ifosfamid, Cyclophosphamid, Terfenadin und Clopidogrel aufgrund verminderter Bioaktivierung in ihrer systemischen Verfügbarkeit beeinträchtigt; durch die Interaktion mit Grapefruit und Pomelo kommt es hier also zu einer **Erniedrigung** der Plasmaspiegel.

## Praktische Konsequenzen

Die Wechselwirkung grapefruithaltiger Lebensmittel mit bestimmten Arzneistoffen ist nicht nur in vitro, sondern auch in zahlreichen klinischen Studien gut belegt. Für die praktische Pharmakotherapie muss jedoch relativierend darauf hingewiesen werden, dass bei Bioverfügbarkeitsstudien in der Regel Grapefruitsaft mit Wasser verglichen wird, zudem wurden teilweise sehr große Volumina konsumiert. Da der Saft neben den metabolisch aktiven Inhaltsstoffen auch ein kalorienhaltiges Nahrungsmittel darstellt, kann die Bioverfügbarkeit bei Substanzen mit positivem oder negativem Food-Effekt auch unabhängig von der Abbauhemmung beeinflusst sein: der Kaloriengehalt des Mageninhalts trägt maßgeblich zur Regulation der Entleerungsgeschwindigkeit bei (Hunt, Stubbs 1975; Pfeifer et al. 2010).

Mittlerweile warnen fast alle Hersteller in ihren Fachinformationen prophylaktisch vor dem Verzehr von Grapefruitprodukten, wenn der entsprechende Arzneistoff ein CYP3A4-Substrat ist, auch wenn klinisch bisher keine Probleme bekannt geworden sind. Im Einzelfall können also durchaus Zweifel an der klinischen Relevanz der beschriebenen Interaktion angebracht sein. Dennoch sollte dieser Aspekt im Sinne einer optimalen Arzneimitteltherapiesicherheit unbedingt Beachtung finden, zumal der Verzicht auf Grapefruit und Pomelo vermutlich für die wenigsten Patienten eine unzumutbare Einschränkung im Speiseplan darstellt.

**MERKE** Nicht jede Warnung vor Wechselwirkungen mit Grapefruit in den Fachinformationen ist tatsächlich durch klinische Daten belegt; **parenteral** zu applizierende Arzneimittel sowie Wirkstoffe, die ausschließlich über das **hepatische** CYP3A4-System metabolisiert werden, sind von der Interaktion nicht betroffen.

Das Ausmaß des Einflusses von Grapefruitprodukten auf die Bioverfügbarkeit der genannten Arzneistoffe unterliegt großen Schwankungen, sowohl interindividuell als auch im Vergleich der einzelnen Studien. Dies ist einerseits auf die sehr heterogene und nicht normierte Zusammensetzung der verwendeten Lebensmittel zurückzuführen, die wie für jedes Naturprodukt maßgeblich unter anderem von Anbaubedingungen und Aufarbeitungsmethoden abhängt. Andererseits weist die CYP3A4-Expression in der Bevölkerung eine große, genotypisch determinierte Variabilität auf. Daher ist es nicht möglich, pauschal Verzehrmengen von Grapefruit- oder Pomeloprodukten anzugeben, die hinsichtlich des Interaktionspotenzials noch als „sicher" gelten können (Seden 2010; Eisenbrand 2006).

### Zusammenfassung

- Verschiedene Inhaltsstoffe von Grapefruit und Pomelo hemmen das intestinale CYP3A4-System, den Effluxtransporter P-Glykoprotein und den organischen Anionentransporter OATP1A2. Beim Verzehr von grapefruit- bzw. pomelohaltigen Lebensmitteln unter der Therapie mit einem Arzneistoff, dessen Pharmakokinetik relevant von diesen Mechanismen abhängt, kann es zu Wirkungsverstärkung (meistens) oder zu Wirkungsabschwächung (Prodrugs und OATP-Substrate) kommen.
- Vorsichtshalber sollten Patienten, die einen der betroffenen Arzneistoffe einnehmen, während der gesamten Therapiedauer auf grapefruit- und pomelohaltige Lebensmittel verzichten.
- Wegen der Irreversibilität der Enzymhemmung ist ein sonst üblicher verlängerter zeitlicher Abstand zwischen Arzneimitteleinnahme und Mahlzeit zur Vermeidung von Grapfruit-Interaktionen nicht ausreichend.
- Eine als „unbedenklich" geltende Verzehrmenge an Grapefruit- oder Pomeloprodukten kann nicht angegeben werden.

### 4.2.2 Polyvalente Kationen: Milchprodukte und Mineralwasser

Polyvalente Kationen wie Calcium, Magnesium, Aluminium, Zink oder Eisen können mit zahlreichen Arzneistoffen **Chelatkomplexe** bilden, die schwer löslich sind und praktisch nicht resorbiert werden. Eine wichtige Lebensmittelquelle dieser Mineralstoffe sind Milch und Milchprodukte, aber auch Mineralwässer, Getreide, Obst und Gemüse sowie Fleisch. Auch Arzneimittel und Nahrungsergänzungsmittel enthalten häufig zwei- oder dreiwertige Kationen in relevanten Dosierungen; beispielsweise sind Aluminium und Magnesium in diversen Antazida enthalten. Mineralstoffe wie Calcium, Magnesium, Eisen oder Zink werden auch im Rahmen der Selbstmedikation sehr häufig angewendet. All diese unterschiedlichen Lebensmittel, Arzneimittel und Nahrungsergänzungsmittel sind relevante Lieferanten polyvalenter Kationen und stellen damit potenzielle Interaktionspartner der im Folgenden beschriebenen Arzneistoffe dar.

**MERKE** Polyvalente Kationen, die für einen Großteil der pharmakokinetischen Interaktionen verantwortlich sind, finden sich außer in Milch und Milchprodukten auch in zahlreichen weiteren Nahrungsmitteln sowie in Mineralwässern, Nahrungsergänzungs- und Arzneimitteln.

### Milch und Milchprodukte

Neuere Daten weisen darauf hin, dass die beschriebenen Verminderungen der Bioverfügbarkeit bestimmter Arzneistoffe durch Milch und Milchprodukte nicht nur auf die zweiwertigen Kationen (insbesondere $Ca^{2+}$), sondern auch auf das enthaltene **Casein** zurückzuführen sind. Als Casein bezeichnet man die Proteinfraktion der Milch, die der Weiterverarbeitung zu Käse zugrundeliegt. Für diese Hypothese spricht, dass Casein die Freisetzung des Gyrasehemmers Ciprofloxacin, dessen Bioverfügbarkeit durch Milch bekanntermaßen um ca. 30 % gesenkt wird (Neuvonen 1991), in vitro stärker beeinträchtigt als Calcium, was auf Adsorptionseffekte des Arzneistoffs an das Protein zurückgeführt wird (Pápai 2010). In vivo-Untersuchungen, die diesen Zusammenhang bestätigen würden, stehen bislang jedoch noch aus. Da die Resorptionsverminderung durch Calcium aber unbestritten ist und außerdem sowohl Calcium als auch Casein in sämtlichen Milchprodukten gemeinsam – wenn auch in unterschiedlichen Anteilen – enthalten sind, erscheint diese mechanistische Differenzierung für die arzneimitteltherapeutische Praxis wenig relevant.

### Mineral- und Leitungswasser

Üblicherweise sollen fast alle Arzneimittel zur Vermeidung möglicher unerwünschter Interaktionen mit Leitungswasser eingenommen werden. Insbesondere bei Arzneistoffen, die Komplexe mit zweiwertigen Kationen bilden, wird in der Regel die Einnahme mit Leitungswasser empfohlen. Von der Einnahme mit Mineralwässern wird dabei aufgrund des hohen Gehalts an Calcium und Magnesium abgeraten. Hierbei muss jedoch beachtet werden, dass die Härte und damit der Calciumgehalt des Leitungswassers regional sehr unterschiedlich ist. So enthält das Trinkwasser in einigen Regionen Deutschlands (z. B. Münsterland) bis zu 100 mg Calciumionen pro Liter, was tatsächlich über dem Gehalt bestimmter Mineralwässer liegt (Trinkwasseranalyse 2014, Stadtwerke Münster). Dass dieser Zusammenhang durchaus praxisrelevant sein kann, wird beispielsweise daran deutlich, dass sich die Bioverfügbarkeit von Tetracyclin bereits bei der gemeinsamen Einnahme mit 40 mg Calcium halbiert (Jung 1997). In Regionen mit calciumreichem Trinkwasser ist diese Menge in einem Volumen von zwei Standardgläsern erreicht. In der antimikrobiellen Therapie kann eine derart hohe Wasserhärte also unter Umständen zu subtherapeutischen Arzneistoffkonzentrationen am Wirkort führen. Eine Alternative bei derart hartem Wasser kann die Arzneimitteleinnahme mit „Mineralwässern" mit niedrigem Calciumgehalt sein (◻ Tab. 4.3).

**CAVE Auch das zur Arzneimitteleinnahme stets empfohlene Leitungswasser enthält in bestimmten Regionen so große Mengen Calcium, dass Interaktionen mit Arzneistoffen sehr wahrscheinlich sind.**

**Tab. 4.3** Calciumgehalt in verschiedenen Leitungs- und Mineralwässern

| Stadtwerke | Gehalt | Mineralwässer | Gehalt (Herstellerangaben) |
|---|---|---|---|
| Kiel | 89 mg/l | Apollinaris Classic | 100 mg/l |
| Hamburg | 54 mg/l | Carolinen | 143 mg/l |
| Berlin | 101 mg/l | Evian | 78 mg/l |
| Hannover | 19 mg/l | Gerolsteiner Sprudel | 348 mg/l |
| Münster | 96 mg/l | Rheinfels Quelle | 2 mg/ |
| Essen | 41 mg/l | San Pellegrino | 208 mg/l |
| Köln | 3 mg/l | Staatlich Fachingen | 99 mg/l |
| Frankfurt | 65 mg/l | Vilsa | 61 mg/ |
| Dresden | 37 mg/l | Vittel | 91 mg/l |
| Heidelberg | 117 mg/l | Volvic | 12 mg/l |
| Stuttgart | 50 mg/l | | |
| München | 80 mg/ | | |

## Interaktionen mit einzelnen Arzneistoffen/Arzneistoffgruppen

### Tetracycline

Tetracycline sind stark ulcerogen und müssen mit aufrechtem Oberkörper und einem großen Glas Wasser eingenommen werden, um eine durch Anhaften an der Speiseröhre hervorgerufene Reizung der Ösophagusschleimhaut bzw. eine Ösophagitis zu verhindern (Ovartlarnporn 1991). In Bezug auf die gastrointestinale Verträglichkeit wäre also die Einnahme zu einer Mahlzeit am sinnvollsten. Dagegen spricht jedoch die durch die Nahrung stark beeinträchtigte Bioverfügbarkeit einzelner Vertreter dieser Stoffklasse, die auf die Bildung von Chelatkomplexen mit polyvalenten Kationen zurückzuführen ist (Abb. 4.6). Vor allem Oxytetracyclin, das mittlerweile ohnehin nur noch zur topischen Anwendung am Auge im Handel ist, und Tetracyclin werden in Anwesenheit von zwei- oder dreiwertigen Kationen so schlecht resorbiert, dass ein Absinken der Plasmaspiegel in subtherapeutische Konzentrationen möglich ist (Specht 1993; Jung 1997). Dies gefährdet einerseits den Therapieerfolg des betroffenen Patienten, andererseits erhöht sich langfristig das Risiko der Selektion resistenter Erreger. Daher ist für Tetracyclin ein Abstand von einer Stunde zur nächsten Mahlzeit einzuhalten, selbst wenn diese Mahlzeit frei von Milchprodukten ist.

Im Unterschied dazu sollen **Doxycyclin** und **Minocyclin** zusammen mit dem Frühstück oder einer anderen Mahlzeit eingenommen werden, um dem Auftreten gastrointestinaler Komplikationen vorzubeugen, auch wenn dadurch möglicherweise die Bioverfügbarkeit geringfügig reduziert sein kann (Kshirsagar, Ankalesaria 1987). Die entsprechenden Fachinformationen raten jedoch zum Verzicht auf Milchprodukte in einem Zeitfenster von zwei bis drei Stunden vor oder nach der Einnahme des Präparats. Hierzu

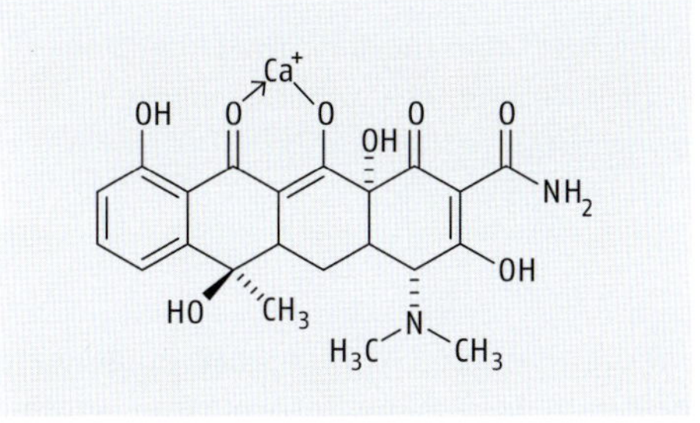


**Abb. 4.6** Chelatkomplex aus Tetracyclin und Calcium

existieren widersprüchliche experimentelle Daten: Während eine Studie keine Beeinträchtigung der Bioverfügbarkeit bei Einnahme mit 200 ml Milch feststellte (Siewert 1990), fanden andere Autoren eine Reduktion der Spitzenkonzentration um 24 % im Vergleich zur Einnahme mit Wasser (Meyer 1989). Vorsichtshalber scheint ein zeitlicher Abstand zu Milchprodukten plausibel, auch um zu vermeiden, dass die differierenden Einnahmehinweise zu den einzelnen Tetracyclinen verwechselt oder aufgrund ihrer vermeintlichen Komplexität ganz ignoriert werden.

### Fluorchinolone

Die Bioverfügbarkeit der Fluorchinolone (Gyrasehemmer) **Ciprofloxacin** und **Norfloxacin** wird durch den gleichzeitigen Verzehr von Milchprodukten um 30–40 % reduziert (Neuvonen 1991; Kivisto 1992). Ein milchfreies Frühstück, beispielsweise aus einem Marmeladenbrötchen und einem Früchtetee besitzt dagegen keinen Einfluss auf die Bioverfügbarkeit von Ciprofloxacin (Ledergerber 1985). Ciprofloxacin und Norfloxacin dürfen daher nicht mit Milchprodukten eingenommen werden. Die Fachinformationen von Präparaten mit Ciprofloxacin enthalten bedauerlicherweise keine Angaben zum notwendigen zeitlichen Abstand. Es wird lediglich darauf hingewiesen, dass das Präparat nicht zusammen mit Milchprodukten eingenommen werden darf. Aus pharmakologischer Sicht ist eine Einnahme mindestens zwei Stunden vor und frühestens vier Stunden nach dem Konsum von Milchprodukten sinnvoll. Dies gilt prinzipiell ebenfalls für Norfloxacin, auch wenn die entsprechende Fachinformation kürzere Zeiträume angibt (Einnahme mindestens eine Stunde vor oder zwei Stunden nach einer Mahlzeit).

Die übrigen Substanzklassenvertreter **Moxifloxacin, Levofloxacin, Ofloxacin** und **Enoxacin** werden weder durch Milchprodukte noch durch andere Nahrungsmittel in relevantem Ausmaß in ihrer Bioverfügbarkeit beeinträchtigt und können daher zu oder unabhängig von den Mahlzeiten eingenommen werden. Eine Differenzierung zwischen Ciprofloxacin und Norfloxacin und den übrigen Fluorchinolonen bezüglich der Einnahmemodalitäten ist daher zwar theoretisch möglich, erscheint aber für die Praxis nicht hilfreich. Aus grundsätzlichen Überlegungen zu Arzneimitteltherapiesicherheit und größtmöglicher Einfachheit der Einnahmemodalitäten sollte für sämtliche Fluorchinolone der Hinweis gegeben werden, zwei Stunden nach und vier Stunden vor der Einnahme des Antibiotikums auf Milchprodukte zu verzichten. Für Arzneimittel, die Magnesium, Aluminium, Eisen oder Zink enthalten, werden zum Teil sogar Abstände von sechs Stunden empfohlen. Dies ist zum einen in der höheren Dosierung der Präparate begründet, zum anderen ist die resorptionssenkende Wirkung von Calcium im Vergleich zu diesen Mineralstoffen eher gering.

4

■ **MERKE** Aus Gründen der Arzneimitteltherapiesicherheit sollte für sämtliche Fluorchinolone der Hinweis gegeben werden, zwei Stunden nach und vier Stunden vor der Einnahme des Antibiotikums auf Milchprodukte zu verzichten.

### Levothyroxin

Das zur Substitution endogener Schilddrüsenhormone bei Hypothyreose eingesetzte Levothyroxin wird durch zahlreiche Nahrungsbestandteile in seiner Resorption gehemmt. Neben der Bildung schwer löslicher Chelatkomplexe mit polyvalenten Kationen kann seine Bioverfügbarkeit, die nüchtern bei 60–80 % liegt, auch durch Kaffee, Sojaproteine oder Ballaststoffe reduziert werden (Benvenga et al. 2008; Jonklass et al. 2014; Liel et al. 1996). Daher wird empfohlen, Levothyroxin 30–60 Minuten vor dem Frühstück mit Leitungswasser einzunehmen. In der Praxis dürfte dies wegen der in der Regel lebenslang notwendigen Therapie bei vielen Patienten – insbesondere bei pflegebedürftigen älteren Patienten oder Kindern – schwierig umzusetzen sein. Da eine verminderte Resorption aber bei den ohnehin regelmäßig erforderlichen Kontrollen des TSH-Spiegel bemerkt und durch eine Dosiserhöhung ausgeglichen werden kann, ist der üblicherweise stets geforderte zeitliche Abstand zum Frühstück nicht zwingend erforderlich (Singer 1995).

Zur Vermeidung nahrungsbedingter Schwankungen in der Levothyroxinresorption ist es ausreichend, die Einnahmemodalitäten in Bezug auf den Zeitpunkt und die Zusammensetzung der auf die Einnahme folgenden Mahlzeit annähernd konstant zu halten. Auch eine Einnahme vor dem Schlafengehen ist möglich. Mineralstoffhaltige Arznei- oder Nahrungsergänzungsmittel sowie größere Mengen Milchprodukte (z. B. Müsli) sollten aber tatsächlich in zwei- bis dreistündigem Abstand zu Levothyroxin eingenommen werden (Boullata, Armenti 2004).

■ **MERKE** Bei Levothyroxin sind konstante Einnahmebedingungen von größerer Bedeutung, als die strikte Einhaltung eines zeitlichen Abstands zur Nahrungsaufnahme. Resorptionsbeeinträchtigungen durch Nahrungsbestandteile können gegebenenfalls durch Dosiserhöhung ausgeglichen werden.

### Bisphosphonate

Auch Bisphosphonate bilden Chelatkomplexe mit zweiwertigen Kationen, sodass bei gleichzeitigem Verzehr von Milchprodukten mit einer eingeschränkten Resorption gerechnet werden muss (Schmidt 2002).

Die Bioverfügbarkeit von Bisphosphonaten ist bereits ohne die Resorption beeinträchtigende Interaktionen äußerst gering: So wird beispielsweise **Alendronsäure** nach Herstellerangaben nur zu durchschnittlich 0,6 % resorbiert, wenn es nach nächtlichem Fasten und zwei Stunden vor einem standardisierten Frühstück eingenommen wird. Bei Einnahme 30 Minuten vor dem Frühstück nahm die Bioverfügbarkeit auf unter 0,4 % ab. Allerdings war Alendronsäure in Osteoporose-Studien auch bei dieser geringen Resorptionsquote noch wirksam, sodass aus Praktikabilitätsgründen die Empfehlung gegeben wird, das Präparat 30 Minuten vor dem Frühstück mit Leitungswasser einzunehmen. Wenn Alendronsäure zum Frühstück oder innerhalb von zwei Stunden nach dem Frühstück eingenommen wird, ist die Bioverfügbarkeit so gering, dass mit einer Wirkung nicht mehr zu rechnen ist. Als standardisiertes Frühstück wird in Studien in der Regel eine recht reichhaltige Mahlzeit aus zwei in Butter gebratenen Eiern, zwei Scheiben angebratenem Schinken, zwei Scheiben Toast mit Butter, 120 ml Bratkartoffeln und 240 ml Milch verabreicht (Weitschies, Mehnert 2014), was offensichtlich nicht dem mitteleuropäischen Durchschnittsfrühstück entspricht. Ob zum Beispiel ein Brötchen mit Marmelade ähnliche Auswirkungen hat, ist nicht systematisch untersucht worden, doch auch die gemeinsame Einnahme mit Kaffee oder Orangensaft reduziert die Bioverfügbarkeit von Aledronat um weitere 60 %. Daher ist ein Abstand von mindestens 30 Minuten zu jeglicher Nahrungsaufnahme unbedingt einzuhalten. Um Ulcerationen der Speiseröhre zu vermeiden, muss die Einnahme mit einem großen Glas Wasser und erhöhtem Oberkörper erfolgen. Auch anschließend darf sich der Patient bis zum Frühstück nicht wieder hinlegen, was in der Praxis vor allem bei Bewohnern von Pflegeheimen schwierig umzusetzen sein kann.

Im Vergleich zu Alendronsäure und **Risedronat** sollte bei **Etidronat**, das außer zur Behandlung der postmenopausalen Osteoporose auch bei Morbus Paget und zur Verhinderung eines kortikoidinduzierten Knochensubstanzverlusts bei postmenopausalen Frauen zugelassen ist, ein zeitlicher Abstand von zwei Stunden zu einer Mahlzeit eingehalten werden. Dies wäre aus pharmakologischer Sicht für alle Bisphosphonate sinnvoll. Da jedoch in den zulassungsrelevanten Studien zu Fosamax® (Alendronsäure), Actonel® (Risedronat) und Bonviva® (Ibandronsäure) auch bei kürzeren Abständen eine den Vorgaben der Studien genügende Wirkung festgestellt wurde, sind für diese Substanzen, die in den Fachinformationen angegebenen kürzeren Zeitabstände auch im Hinblick auf die Patientencompliance wohl ausreichend (◘ Tab. 4.4).

**CAVE Die Einhaltung des vorgegebenen zeitlichen Abstands zu einer Mahlzeit ist für die Resorption der Bisphosphonate entscheidend. Dies darf jedoch nicht dazu führen, dass die zur Vermeidung von Ulcerationen der Speiseröhre ebenfalls zwingend notwendige Aufrechthaltung des Oberkörpers vernachlässigt wird.**

Bei der für die meisten Bisphosphonate geltenden Indikation „Osteoporose“ ist damit zu rechnen, dass die Patientinnen und Patienten häufig sogar in guter therapeutischer Absicht calciumhaltige Nahrungsergänzungsmittel zu sich nehmen und/oder größere Mengen **Milchprodukte** konsumieren. Dies ist zwar grundsätzlich zu befürworten, allerdings sollte daher bei dieser Indikation explizit auf den zwingend notwendigen Abstand

◘ **Tab. 4.4** Erforderlicher Zeitabstand zwischen der Einnahme von Bisphosphonaten und den Mahlzeiten, gemäß entsprechender Fachinformation (Stand 2016).

| Präparat | Zeitlicher Abstand |
|---|---|
| Actonel® 35 mg (Risedronat) | 30 Minuten vor dem Frühstück |
| Bonefos® 800 mg (Clodronsäure) | 1 Stunde vor und 2 Stunden nach einer Mahlzeit |
| Bonviva® 150 mg (Ibandronsäure) | 1 Stunde vor dem Frühstück |
| Etidronat 200 mg Jenapharm® (Etidronat) | 2 Stunde vor oder nach einer Mahlzeit |
| Fosamax® 70 mg (Alendronsäure) | 30 Minuten vor dem Frühstück |

zwischen dem Verzehr von Milch und Milchprodukten und der Einnahme von Arzneimitteln – insbesondere auch Bisphosphonaten! – hingewiesen werden.

**CAVE Werden Bisphosphonate für die Indikation „Osteoporose" eingesetzt, sollten die Patienten explizit auf den zwingend notwendigen Abstand zwischen der Einnahme der Bisphosphonate und dem Verzehr von Milch und Milchprodukten hingewiesen werden!**

### Eisenpräparate

Eisenhaltige Arzneimittel zur Behandlung der Eisenmangelanämie dürfen laut Herstellerangaben nicht zusammen mit Milchprodukten oder mit Nahrungsergänzungs- und Arzneimitteln eingenommen werden, die zwei- oder dreiwertige Kationen enthalten. Die Resorption von Eisen kann hierdurch gehemmt werden. Der mögliche Mechanismus ist nicht im Detail verstanden und die Evidenz dieser Empfehlung ist nicht so eindeutig, wie es ihr hoher Verbreitungsgrad vermuten ließe (Jackson, Lee 1992). Tatsächlich konnte anhand der Einnahme von kombinierten Mineralstoffpräparaten gezeigt werden, dass Calciumcarbonat und Magnesiumoxid die Resorption des ebenfalls enthaltenen Eisens beeinträchtigen (Seligmann 1983). Spätere Untersuchungen konnten diese Ergebnisse jedoch nicht uneingeschränkt bestätigen: Cook et al. beschreiben zwar bei gleichzeitiger nüchterner Einnahme beider Mineralstoffe eine Beeinträchtigung der Eisenresorption durch Calciumcitrat und -phosphat, nicht jedoch durch das Carbonat (Cook 1991). Bei Einnahme zum Essen war dagegen bei allen drei Salzen ein resorptionshemmender Effekt messbar. Andere Untersuchungen zeigen ebenfalls, dass die Einnahme von Calciumpräparaten über einen längeren Zeitraum kaum Einfluss auf die Bioverfügbarkeit von in der Nahrung enthaltenem Eisen (Lynch 2000; Ríos-Castillo 2014) bzw. auf das Serum-Ferritin besitzt (Minihane 1998).

Tendenziell **resorptionsfördernde Faktoren** der Eisenresorption sind u. a.

- saure Fruchtsäfte,
- Vitamin C,
- Fleisch und Fisch.

Tendenziell **resorptionshemmende Faktoren** der Eisenresorption sind u. a.

- schwarzer Tee,
- Kaffee,
- Weizenkleie,
- Sojaprodukte,
- Phosphat (Cola-Getränke, Eier),
- Oxalat (Spinat, Rhabarber),
- Phytat (Vollkorn).

Auch über den Effekt der verschiedenen Milchproteine (u. a. Caseine, Lactalbumin) auf die orale Bioverfügbarkeit von Eisen gibt es widersprüchliche Daten. Diese reichen von Absorptionssteigerung über Nulleffekte bis hin zu Absorptionshemmung, was auf relativ komplexe Zusammenhänge hindeutet (Pizarro et al. 2016; Kibangou et al. 2005). Vermutlich ergibt sich der Nettoeffekt auf die Eisenbioverfügbarkeit bei gleichzeitiger Einnahme mit Milchprodukten aus Eisenfaktoren (Oxidationszustand, frei oder organisch gebunden), Milchfaktoren (Proteine, Kohlenhydrate, Fette, Mineralstoffe, Vitamine), Patientenfaktoren (Eisenspeicher, Absorptionsmechanismen) und weiteren Nahrungsfaktoren (Art und Menge der zusätzlich verzehrten Nahrung) (Lynch 2000). Studienergebnisse stellen häufig nur die Resorptionsbeeinträchtigung bei einer einzelnen Mahlzeit dar und lassen die komplexen Verhältnisse einer vollständigen Ernährungsweise außer Acht; dann bleibt die Einnahme von Calcium vermutlich ohne Einfluss auf die Eisenresorption aus der Nahrung (Reddy, Cook 1997). Die Aussage, dass die Eisenresorption durch Calcium bzw. Milchprodukte generell geschwächt wird, ist somit nicht ohne weiteres haltbar.

**Interessant!**
Die Evidenz für die Empfehlung, Eisenpräparate nicht gemeinsam mit Milchprodukten einzunehmen, ist nicht so eindeutig, wie es der hohe Verbreitungsgrad dieses Einnahmehinweises vermuten ließe.

Bei voll gestillten Kindern kommt es vor allem bei unzureichender Eisenversorgung der Mutter nach einigen Monaten gelegentlich zu Eisenmangelanämien, da ihre pränatal angelegten Eisenspeicher aufgebraucht sind und die Eisenversorgung über die Muttermilch gering ist (Finkelstein 2013). Dieser Mangel kann durch mit Eisen angereicherte Milch wieder behoben werden (Rapetti 1997), was bei einer starken Beeinträchtigung der Eisenresorption durch Calcium oder andere Milchbestandteile nicht möglich wäre.

Die Resorptionsrate von Eisen hängt darüber hinaus von zahlreichen weiteren Parametern ab. Zum Beispiel führen unzureichend gefüllte Eisenspeicher physiologischerweise zu einer erhöhten Resorptionsrate, während diese bei drohender Eisenüberladung abnimmt (Finch 1994). Es ist durchaus denkbar, dass entsprechende resorptionsfördernde Mechanismen die stets postulierte Resorptionsverminderung von Eisen durch Milchprodukte überwiegen, sodass die klinische Relevanz dieser möglichen Interaktion nicht abschließend bewertet werden kann. Sicher ist jedoch, dass auch bei regelmäßiger Einnahme von Eisenpräparaten keine grundsätzliche Einschränkung des Konsums von Milchprodukten empfohlen werden sollte.

**Zusammenfassung**

- Die **Bioverfügbarkeit von Schilddrüsenhormonen, Bisphosphonaten sowie bestimmten Fluorchinolonen und Tetracyclinen** wird durch zwei- oder dreiwertige Kationen in unterschiedlichem Maße beeinträchtigt. Besonders hoch ist der Gehalt dieser Kationen in Lebensmitteln wie Milch und Milchprodukten, Mineralwässern, Obst und Gemüse; ebenso in diversen Arznei- und Nahrungsergänzungsmitteln. Daher sollte ein möglichst langer zeitlicher Abstand zwischen den von dieser Interaktion betroffenen Arzneistoffen und Nahrungsmitteln eingehalten werden (mindestens 30 Minuten vor einer Mahlzeit).
- Auch das zur Arzneimitteleinnahme stets empfohlene **Leitungswasser** enthält in bestimmten Regionen so hohe Calciumkonzentrationen, dass Interaktionen mit Arzneistoffen nicht ausgeschlossen sind. In diesem Fall kann bei kritischen Indikationen auf calciumarme Mineralwässer zur Arzneimitteleinnahme ausgewichen werden.
- Bei der Einnahme von **Eisenpräparaten** wird in der Regel empfohlen, auf den gleichzeitigen Verzehr von Milchprodukten zu verzichten; die Datenlage für diese Empfehlung ist jedoch nicht eindeutig. Ein grundsätzlicher Verzicht auf Milchprodukte während einer längerfristigen Eisensupplementation ist nicht erforderlich.

### 4.2.3 Alkohol

Alkohol (Ethanol) kann sowohl die Pharmakokinetik als auch die Pharmakodynamik verschiedenster Arzneistoffe nachhaltig beeinflussen. Da im Rahmen der Arzneimittelanamnese von den betroffenen Patientinnen und Patienten häufig Art und Umfang des regelmäßigen Alkoholkonsums nicht korrekt angegeben werden, sondern meist nach unten „abgerundet" oder bagatellisiert werden, können die entsprechenden Interaktionen bei Therapiebeginn meist nicht antizipiert werden. Umso wichtiger ist es jedoch, im Rahmen der regelmäßigen Therapieevaluation bzw. bei der Kontrolle therapeutischer Zielparameter daran zu denken, dass einerseits auffällige unerwünschte Wirkungen oder andererseits ausbleibender Therapieerfolg auch auf bisher nicht beachtete Interaktionen mit Alkohol zurückzuführen sein können. Die patientenorientierte und zugleich zielführende Kommunikation ist hier eine besondere Herausforderung.

Unabhängig von der Beeinflussung pharmakodynamischer oder pharmakokinetischer Parameter kann Ethanol durch seine **Eigenschaften als Lösungsmittel** die Freisetzung von Arzneistoffen aus oralen Darreichungsformen beeinflussen. Bei modifiziert freisetzenden Arzneiformen besteht durch die Aufhebung des Retardierungseffekts die Gefahr eines *dose dumpings*, was vor allem bei retardierten Opioidpräparaten von Bedeutung sein kann. In den USA wurde 2005 das hydromorphonhaltige Retardpräparat Palladone™ wegen des Verdachts eines alkoholinduzierten *dose dumpings* vom Markt genommen (FDA 2005). Auf europäischer Ebene hat ein 2011 abgeschlossenes Risikobewertungsverfahren dazu geführt, dass die Zulassung von Morphin-, Hydromorphon- oder Oxycodonpräparaten mit verzögerter Freisetzung ausgesetzt wurde, deren Retardierung auf der Ummantelung mit Polymethacrylat-Triethylcitrat beruhte. Zu diesem Zeitpunkt war in Deutschland kein entsprechendes Präparat mehr im Handel. Auch für retardierte Opioide mit abweichender galenischer Formulierung wurde die Aufnahme von Warnhinweisen in die Fach- und Gebrauchsinformationen angeordnet, wobei diese sich jedoch auf

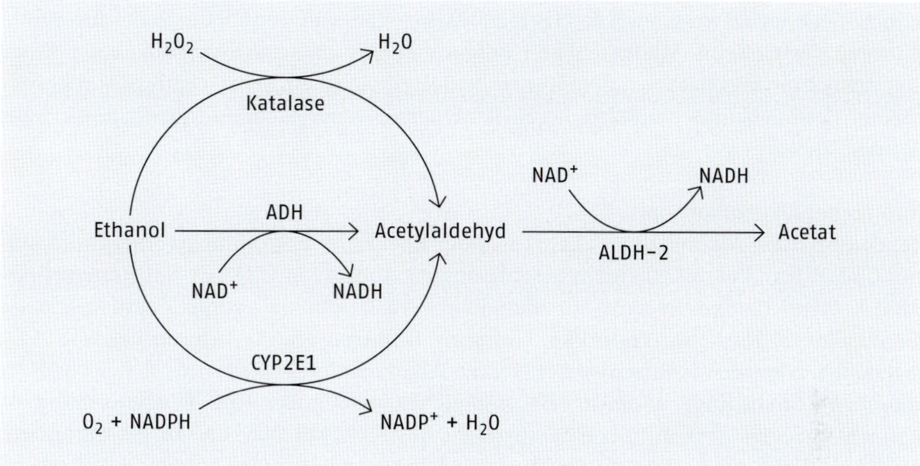


**Abb. 4.7** Abbauwege von Ethanol im menschlichen Körper. Nach Israel et al. 2013

die phamakodynamischen Interaktionen bei gleichzeitigem Alkoholkonsum beschränken und die möglicherweise veränderte Kinetik außer Acht lassen (EU-Kommission 2011).

Ein anderer, vom Retardierungsprinzip unabhängiger Erklärungsansatz für die beobachteten Effekte, stellt die **verzögerte Magenentleerung nach Alkoholkonsum** in den Fokus. Die verlängerte Verweildauer der Arzneiform im Magen führt zu einer Akkumulation des in dieser Zeit freigesetzten Wirkstoffs und zu hohen Wirkstoffspiegeln nach Bolusentleerung in den Dünndarm. Dies kann fälschlicherweise als *dose dumping*, also als Versagen der Arzneiform, interpretiert werden (Adam 2013). Ungeachtet der möglichen pharmakokinetischen Beeinflussung ist von der gleichzeitigen Einnahme von Opioiden und Alkohol wegen der Gefahr additiver sedierender und atemdepressiver Effekte auch aus pharmakodynamischen Gründen ohnehin abzuraten.

## Pharmakokinetische Interaktionen

Auf pharmakokinetischer Ebene spielt die Beteiligung des Cytochrom-P450-Isoenzyms 2E1 am mikrosomalen ethanoloxidierenden System (**MEOS**) eine Rolle. Das MEOS trägt zu etwa 3–8 % zum Ethanolabbau bei. Der Hauptmetabolisierungsweg dagegen ist die Dehydrierung zu Acetaldehyd und die anschließende Oxidation zu Essigsäure (Mutschler 2013) (Abb. 4.7). Bei chronischem Alkoholabusus ist das MEOS heraufreguliert und sein Anteil am Ethanolabbau erhöht sich auf bis zu 40 % (Müller-Esterl 2004).

### Akuter Alkoholkonsum

Bei akutem Konsum wirkt Ethanol inhibitorisch am CYP2E1-Enzym, sodass dessen Substrate bei gleichzeitiger Einnahme in ihrem Abbau gehemmt werden (Boulatta, Armenti 2004). Neben **Theophyllin** wird auch **Coffein** über CYP2E1 abgebaut, sodass sich dessen Wirkung bei gleichzeitigem Alkoholkonsum verstärken kann. Dies ist möglicherweise bei der Kombination von Alkohol und Energydrinks mit einem ohnehin sehr hohen Coffeingehalt von mehreren 100 mg pro Portion relevant. In der Literatur finden sich vereinzelt Fallberichte über kardiovaskuläre Todesfälle bei jungen, gesunden Personen, die Energydrinks zusammen mit Alkohol konsumiert hatten, Kausalzusammenhänge konnten jedoch nicht nachgewiesen werden (BfR 2009). In jedem Fall werden durch die anregende Wirkung des Coffeins Müdigkeit und Benommenheit als erste Symptome einer Ethanolintoxikation maskiert, was dem Konsumenten zunächst eine Fortsetzung des Alkoholkonsums ermöglicht, womit sich das Risiko einer schwerwiegenden Intoxikation erhöht (Reissig 2009).

#### Chronischer Alkoholkonsum

Bei chronischem Alkoholabusus kehrt sich der Effekt um: Es kommt zu einer Induktion von CYP2E1 und damit zu einem beschleunigten Abbau von CYP2E1-Substraten (Boulatta, Armenti 2004). Dies kann vor allem in der Anästhesiologie von Bedeutung sein, da die inhalativen Narkotika **Halothan**, **Isofluran**, **Enfluran** und **Sevofluran** über CYP2E1 metabolisiert werden (Mutschler 2013). Eine Alkoholabhängigkeit muss daher vor Narkosebeginn unbedingt bekannt sein; möglicherweise muss eine Dosiserhöhung in Betracht gezogen werden, um eine ausreichende Tiefe der Narkose zu gewährleisten. Auch bei **Phenytoin** besteht die Gefahr einer Wirkverstärkung bei akutem Alkoholkonsum und einer Wirkabschwächung bei chronischem Alkoholkonsum, was aufgrund der engen therapeutischen Breite dieses Antikonvulsivums von hoher klinischer Relevanz ist. Ohnehin sollten Epileptiker auf übermäßigen Alkoholkonsum verzichten.

#### Hepatotoxizität

**Paracetamol** kann die bei chronischem Alkoholkonsum häufig auftretenden Leberschädigungen verstärken, da der hepatotoxische Paracetamolmetabolit N-Acetylchinonimin durch die CYP2E1-Induktion vermehrt gebildet wird. Der Metabolit kann zwar durch hepatisches Glutathion entgiftet werden, allerdings sind dessen Vorräte in der Leber begrenzt; die toxische Schwellenkonzentration wird nach CYP2E1-Induktion schneller erreicht (Mutschler 2013). Darüber hinaus wurde bei Alkoholikern ein vermutlich durch Fehlernährung oder Leberinsuffizienz hervorgerufener verminderter Gehalt an hepatischem Glutathion gefunden (Riordan 2002).

Eine erhöhte Hepatotoxizität bei gleichzeitigem Alkoholkonsum ist auch für **Methotrexat** beschrieben worden. Zwar treten Leberschäden unter Methotrexat erst in der Langzeittherapie und ab einer Kumulativdosis von über 1,5 g auf (Themido 1992), wenn man jedoch in der meist dauerhaft notwendigen Therapie der Psoriasis oder der rheumatoiden Arthritis von einer wöchentlichen Dosis von 10 mg ausgeht, ist diese Kumulativdosis bereits nach weniger als drei Jahren erreicht. Bei chronischem Alkoholabusus ist Methotrexat daher zur Vermeidung additiver hepatotoxischer Effekte kontraindiziert. Auch gelegentlicher Alkoholkonsum sollte möglichst vermieden werden.

**Statine** dürfen bei aktiven Lebererkrankungen und erhöhten Transaminasen ebenfalls nicht angewendet werden. Bei chronischem Alkoholkonsum ist die Leberfunktion daher regelmäßig zu überprüfen. Bei intakter Leber ist gelegentlicher maßvoller Alkoholkonsum vermutlich unbedenklich.

Auch Ethanol selbst kann in seinem Metabolismus durch gleichzeitig verabreichte Arzneistoffe beeinflusst werden. Das Tuberkulostatikum **Isoniazid** hemmt beispielsweise durch eine CYP2E1-Inhibition den Abbau von Ethanol. Daher ist bei gleichzeitigem Konsum von einer verminderten Alkoholtoleranz und einer erhöhten zentralnervösen Toxizität auszugehen (sogenannter Antabus-Effekt). Außerdem ist mit additiven hepatotoxischen Effekten zu rechnen. Bei chronischem Alkoholkonsum steigt zudem das Risiko peripherer Neuropathien durch einen Vitamin $B_6$-Mangel als unerwünschte Wirkung von Isoniazid. Dieses hemmt durch Bindung seiner $NH_2$-Gruppe an die Aldehydfunktion des Pyridoxals dessen Phosphatierung zu Pyridoxal-5-phosphat, das als aktive Form von Vitamin $B_6$ an der Synthese verschiedener Neurotransmitter beteiligt ist. Ein ernährungsbedingter oder durch Isoniazid verursachter Mangel an Vitamin $B_6$ kann somit zu peripheren Neuropathien führen. Da Alkoholiker infolge einer Fehlernährung ohnehin häufig unter Vitamin-B-Mangel leiden, ist das Risiko peripherer Neuropathien in dieser Patientengruppe deutlich erhöht.

■ **MERKE** Chronischer Alkoholkonsum kann die hepatische Elimination zahlreicher Arzneistoffe sowie deren potenzielle Hepatotoxizität in unvorhersehbarer Weise verstärken.

### Antabus-Effekt

Der sogenannte **Antabus-Effekt**, dessen Name auf die frühere Verwendung von Disulfiram (Antabus®, a. H.) in der Begleittherapie des Alkoholentzugs zurückgeht, ist weniger häufig als gemeinhin vermutet und nur für sehr wenige Arzneistoffe tatsächlich relevant, unter anderem für das oben beschriebene Tuberkulostatikum **Isoniazid.** Disulfiram hemmt durch die Inhibition der Aldehyddehydrogenase den Abbau von Acetaldehyd zu Essigsäure. Folglich kommt es nach Alkoholkonsum in Anwesenheit von Disulfiram zur Kumulation von Acetaldehyd, was zu unangenehmen Symptomen wie Schwindel, Kopfschmerzen, Übelkeit, Angstgefühlen, Tachykardie und Blutdruckabfall führt und den Patienten so vom fortgesetzten Alkoholkonsum abhalten soll (Mutschler 2013). Ähnliche Effekte wurden in Einzelfällen für **Ketoconazol** und **Bromocriptin** beschrieben (Meyboom 1989); die zugrundeliegenden Mechanismen sind jedoch nicht vollständig geklärt. Da Bromocriptin als Dopaminagonist fungiert und auch Ethanol in die Dopamin-Physiologie eingreift, könnten additive dopaminerge Effekte für die beobachtete Interaktion verantwortlich sein. Bei Ketoconazol spricht neben einer möglicherweise verminderten Alkoholtoleranz vor allem seine Hepatotoxizität gegen einen parallelen Alkoholkonsum. Diese führte in Europa zum Ruhen der Zulassung als orales Antimykotikum. Das einzige noch im Markt befindliche Präparat Ketoconazole HRA® 200 mg Tabletten ist nur zur Therapie des endogenen Cushing-Syndroms zugelassen und unterliegt aufgrund seiner Hepatotoxizität derzeit einer zusätzlichen Überwachung (Rote-Hand-Brief 03/2015, Ketoconazole HRA®). Die Sulfonylharnstoffe **Chlorpropamid** und **Tolbutamid** hemmen tatsächlich die hepatische Aldehyddehydrogenase, was zu erhöhten Konzentrationen von Acetaldehyd führt und die Fallberichte über Disulfiram-ähnliche Effekte nach Alkoholkonsum erklärt (Nagasawa 1985); Beide Subtanzen sind jedoch in Deutschland nicht mehr im Handel.

Für die neueren Sulfonylharnstoffe gibt es keine Anhaltspunkte hinsichtlich einer erhöhten Toxizität bei parallel konsumierten alkoholischen Getränken. Allerdings kann Alkohol auch aufgrund seines eigenen hypoglykämisierenden Effekts die Wirkung von Sulfonylharnstoffen und ihren Analoga in unvorhersehbarer Weise verstärken und sollte daher möglichst gemieden werden. Bei **Metformin** ist wegen des erhöhten Risikos einer Laktatacidose ebenfalls kein paralleler Alkoholkonsum erlaubt.

Auch für das im Zusammenhang mit dem Antabus-Effekt häufig genannte Antibiotikum **Metronidazol** ist die Datenlage dünn und ein klinisch relevanter Effekt eher unwahrscheinlich (Boulatta, Armenti 2004). Zwar wird die Interaktion zwischen Metronidazol und Alkohol in zahlreichen Publikationen als pharmakologische Tatsache aufgeführt,

4

stichhaltige Belege hierfür werden jedoch nicht erbracht (Williams 2000). Gegen die Hypothese einer Disulfiram-artigen Reaktion spricht, dass Metronidazol an der Ratte die Aldehyddehydrogenase nicht hemmt und weder beim Menschen noch bei der Ratte die Blutkonzentration von Acetaldehyd erhöht (Karamanakos 2007; Visapää 2002). Es scheint jedoch möglich, dass eine abweichende Enzymausstattung bei bestimmten Patientensubgruppen zu den in einigen älteren Fallberichten beschriebenen Antabus-ähnlichen Symptomen geführt hat (Visapää 2002). Auch hinsichtlich des für **Cephalosporine** postulierten Antabus-Effekts ist die Datenlage widersprüchlich (Lassman 1992; Ren 2014) und die publizierten Fallberichte beziehen sich auf Substanzen, die in Deutschland ohnehin nicht mehr im Handel sind bzw. nur in der Veterinärmedizin eingesetzt werden (Foster 1980). Ihr Antabus-artiger Effekt wurde einem bestimmten Substituenten am Betalactamring zugeschrieben, der den klinisch auffällig gewordenen Vertretern Cefamandol, Cefoperazon und Moxalactam gemeinsam ist (Uri 1983), bei anderen Cephalosporinen dagegen nicht vorkommt (o Abb. 4.8).

Sicherheitshalber sollte Patientinnen und Patienten unter Therapie mit Metronidazol oder Cephalosporinen dennoch vom Alkoholkonsum abgeraten werden – allerdings eher aus grundsätzlichen Überlegungen heraus. Während einer Infektionserkrankung dürfte eine unnötige Belastung durch Alkohol kaum förderlich sein. Diese Empfehlung gilt grundsätzlich für alle Antiinfektiva und liegt nicht in einer spezifischen Interaktion begründet.

**MERKE** „Bei Antibiotikatherapie darf man keinen Alkohol trinken": Dieser Volksweisheit liegt nicht die von Laien befürchtete herabgesetzte Alkoholtoleranz oder gar mangelnde Wirksamkeit des Antiinfektivums zugrunde, sondern die sinnvolle Empfehlung, den Organismus während einer Infektion nicht unnötig zusätzlich zu belasten.

### Interaktionen mit Antikoagulanzien und Thrombozytenaggregationshemmern

Die Wechselwirkungen zwischen Ethanol und Antikoagulanzien sind komplex. **Akuter Alkoholkonsum** kann die Wirkung von Phenprocoumon und Warfarin verstärken, was sich daraus erklären könnte, dass Ethanol den mikrosomalen Abbau von Warfarin durch jenes Enzym (CYP2C9) hemmt, das auch Phenprocoumon abbaut (Tatsumi 2009). **Chronischer Alkoholkonsum** kann dagegen die antikoagulative Wirkung von Phenprocoumon und Warfarin abschwächen: In einer Fall-Kontroll-Studie an über 600 Patienten unter Therapie mit Warfarin wurde festgestellt, dass sich das Risiko eines INR-Anstiegs auf kritische Werte (> 6) durch Alkohol nicht erhöht, eine kürzliche Beendigung regelmäßigen Alkoholkonsums steigerte jedoch die Wahrscheinlichkeit hoher INR-Werte. Chronischer Alkoholkonsum kann durch die Induktion von CYP-Enzymen den Abbau diverser Arzneistoffe erhöhen, sodass die zum Erreichen eines therapeutischen Effekts erforderlichen Dosen ansteigen; der Entzug dieses Induktors würde dann zu einer relativen Überdosierung führen. Umgekehrt geht mit einer durch fortgesetzten, chronischen Alkoholabusus verursachten Leberinsuffizienz auch eine Einschränkung der hepatischen Biosynthese von Gerinnungsfaktoren einher, was in Kombination mit Antikoagulanzien additive gerinnungshemmende Effekte verursacht.

Für die **neuen oralen Antikoagulanzien** Dabigatran, Apixaban, Edoxaban und Rivaroxaban wird in der Fachinformation nicht explizit vor gleichzeitigem Alkoholkonsum gewarnt. Dennoch besteht auch hier möglicherweise ein erhöhtes Blutungsrisiko. Einer-

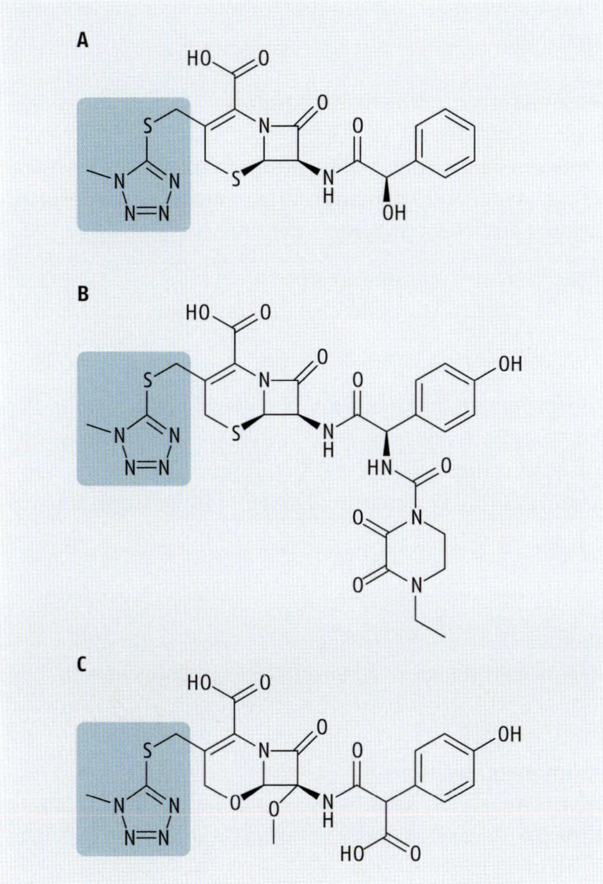


**Abb. 4.8** Strukturformeln von A Cefamandol, B Cefoperazon und C Moxalactam (Latamoxef), Methyltetrazolthiomethylgruppe ist hervorgehoben

seits begünstigt der Konsum von Alkohol unabhängig von pharmakokinetischen Aspekten die Entstehung gastrointestinaler Ulcera, sodass analog zur unten beschriebenen Interaktion mit nichtsteroidalen Antirheumatika ein erhöhtes Risiko schwerwiegender gastrointestinaler Blutungen besteht, wenn die Gerinnungsfähigkeit des Blutes durch Antikoagulanzien herabgesetzt ist. Darüber hinaus ist das Risiko von durch Stürze verursachten Blutungen bei Trunkenheit erhöht. Diese Aspekte gelten für alle Antikoagulanzien und Thrombozytenaggregationshemmer gleichermaßen und sollten in die Nutzen-Risiko-Bewertung des Alkoholkonsums unter antikoagulativer Therapie mit einfließen.

### Pharmakodynamische Interaktionen

Alkoholinteraktionen auf pharmakodynamischer Ebene bestehen in erster Linie in der Verstärkung der sedierenden Eigenschaften des jeweiligen Interaktionspartners. Der entsprechende Wirkmechanismus von Ethanol ist bis heute nicht vollständig geklärt. Bekannt ist aber einerseits eine Hemmung der glutamatergen Erregung durch nichtkompetitiven Antagonismus am NMDA-Rezeptor und andererseits die Stimulation inhibitorischer $GABA_A$-Rezeptoren (Aktories 2013). Diese Analogie zum Wirkmechanismus von Benzodiazepinen, Z-Substanzen und Barbituraten erklärt den additiven sedierenden Effekt bei parallelem Alkoholkonsum, der im Rahmen von Mischintoxikationen bis zur lebensbedrohlichen Atemdepression führen kann.

## Interaktionen mit einzelnen Arzneistoffen/Arzneistoffgruppen

### Arzneistoffe mit sedierender Wirkkomponente

Neben den klassischen Sedativa müssen bei der Beurteilung klinisch relevanter Interaktionen auch Substanzen berücksichtig werden, die sich durch eine – erwünschte oder unerwünschte – sedierende Partialwirkung auszeichnen. Hierzu gehören beispielsweise:

- bestimmte **Antikonvulsiva**: Procarbazin, Topiramat, Valproat,
- **$H_1$-Antihistaminika**: Cetirizin, Clemastin, Dimenhydrinat, Dimetinden, Diphenhydramin, Doxylamin, Loratadin,
- **Opioide** (auch Codein),
- **sedierende Neuroleptika**: Chlorpromazin, Fluphenazin, Haloperidol, Olanzapin, Perphenazin,
- **tetrazyklische Antidepressiva**: Maprotilin, Mianserin, Mirtazapin,
- **trizyklische Antidepressiva**: Amitriptylin, Desipramin, Doxepin, Imipramin, Nortriptylin, Trimipramin.

**MERKE** Der gleichzeitige Konsum von Alkohol und Arzneistoffen mit sedierender Haupt- oder Partialwirkung führt zur additiven Verstärkung der Sedierung. Daher sollte während der Therapie mit den entsprechenden Wirkstoffgruppen auf Alkohol verzichtet werden.

### Selektive Serotonin-Wiederaufnahmehemmer

Die unerwünschten Arzneimittelwirkungen der selektiven Serotonin-Wiederaufnahmehemmer (SSRI) **Citalopram**, **Fluoxetin**, **Paroxetin** und **Sertralin** können durch gleichzei-

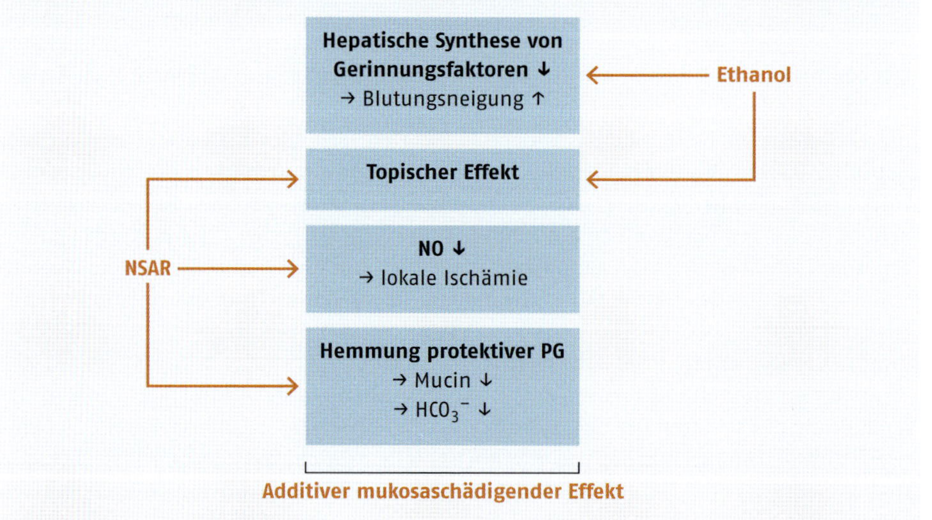


**Abb. 4.9** Mechanismen der additiven Verstärkung mukosaschädigender Wirkungen von NSAR und Alkohol

tigen Alkoholkonsum verstärkt werden; dies betrifft vor allem das vermehrte Auftreten von Schwindel, Somnolenz, Apathie, Kopfschmerzen, Tremor und Übelkeit. Im Gegensatz zu den tri- und tetrazyklischen Antidepressiva steht bei den SSRI die Sedierung nicht im Vordergrund. Obwohl die Datenlage dünn ist, ist unter einer Therapie mit psychotropen Substanzen grundsätzlich von einem Alkoholkonsum abzuraten, auch weil Depressionen und Alkoholsucht häufig vergesellschaftet auftreten (Adamson 2015).

### Atyptische Neuroleptika

Die unerwünschten Wirkungen der atypischen Neuroleptika **Aripiprazol**, **Clozapin**, **Olanzapin**, **Quetiapin**, **Risperidon** und **Ziprasidon** treten in Kombination mit Alkohol ebenfalls gehäuft auf; so sind hier neben Schwindel und Somnolenz insbesondere auch eine Verstärkung von Dyskinesien und orthostatischen Hypotonien möglich. Auch unter der Therapie mit atypischen Neuroleptika empfiehlt sich der Verzicht auf Alkohol nicht allein wegen möglicher Interaktionen, sondern auch wegen der zentralnervösen Auswirkungen einer Ethanolintoxikation, die den Symptomen der Grunderkrankung zum Teil ähneln (Halluzinationen, Delir etc.).

### Nichtsteroidale Antirheumatika

Bedingt durch den breiten Einsatz nichtsteroidaler Antirheumatika (NSAR) ist das erhöhte Risiko gastrointestinaler Blutungen bei gleichzeitiger Einnahme mit Alkohol von großer klinischer Relevanz. Alkoholkonsum ist ein unabhängiger Risikofaktor für

4

**Tab. 4.5** Risiko gastrointestinaler Komplikationen bei unterschiedlichen NSAR. Selbst bei lediglich „moderatem" Alkoholkonsum sollten – soweit im Rahmen des therapeutischen Gesamtkonzepts indiziert – vorzugsweise NSAR mit geringem gastrointestinalen Komplikationsrisiko gewählt werden. Die Angaben beziehen sich auf das relative Risiko ohne magenprotektive Begleittherapie, zudem ist das Risiko dosisabhängig. Modifiziert nach AkdÄ 2013, Lanas et al. 2011, Lewis et al. 2002

| Wirkstoff | Relatives Risiko gastrointestinaler Komplikationen |
|---|---|
| Piroxicam | 7,4 |
| Indometacin | 4,2 |
| Naproxen | 4,1 |
| Ketoprofen | 3,9 |
| Meloxicam | 3,5 |
| Diclofenac | 3,3 |
| Ibuprofen | 1,8 |
| Acetylsalicylsäure, niedrig dosiert (< 375 mg/d) | 1,6 |
| Celecoxib | 1,5 |
| Paracetamol | 1,2 |
| Placebo | 1,0 |

gastrointestinale Blutungen, was sich durch die direkte chemische Reizung der Magenschleimhaut, aber auch durch eine verminderte Biosynthese von Gerinnungsfaktoren in der alkoholgeschädigten Leber erklären lässt (Moore 2015). In Kombination mit NSAR, die vor allem in hohen Dosen und bei dauerhaftem Gebrauch die gastrointestinale Mukosa nicht nur direkt, sondern auch indirekt über eine Synthesehemmung schleimhautprotektiver Prostaglandine und Förderung lokaler Ischämien schädigen, erhöht sich das Risiko schwerwiegender Blutungen unter Umständen erheblich (Kaufman 1999) (○ Abb. 4.9).

Ohnehin sind NSAR aufgrund des hohen Verbreitungsgrads und des ungünstigen Risikoprofils jene Wirkstoffgruppe innerhalb der nichtverschreibungspflichtigen Arzneimittel (OTC), die am häufigsten zur Notfallaufnahme in ein Krankenhaus wegen unerwünschter Arzneimittelwirkungen führt (Schmiedl et al. 2014). Selbst unter Berücksichtigung verschreibungspflichtiger Arzneimittel gehören NSAR gemeinsam mit Thrombozytenaggregationshemmern, Antikoagulanzien und Diuretika zur Spitzengruppe der Ursachen für eine UAW-bedingte Arzneimittelaufnahme (Howard et al. 2007).

Bei Patientinnen und Patienten mit der Indikation für ein NSAR sollte bei der Auswahl des einzelnen Wirkstoffs neben der unter Umständen vorhandenen Komedikation (Interaktionen!) und den kardiovaskulären Risikofaktoren auch das individuelle Konsumverhalten hinsichtlich Alkohol berücksichtigt werden. In Bezug auf das Risiko gastrointestinaler Komplikationen unterscheiden sich die einzelnen Wirkstoffe innerhalb der Gruppe der NSAR erheblich (□ Tab. 4.5).

### Zusammenfassung

Alkohol beeinflusst auf unterschiedliche Weise die Pharmakokinetik und Pharmakodynamik zahlreicher Arzneistoffe. Klinisch relevant sind folgende Aspekte:

- Der Abbau von CYP2E1-Substraten wie Coffein, verschiedenen **Inhalationsnarkotika** und **Phenytoin** wird durch akuten Alkoholkonsum gehemmt, wohingegen chronischer Alkoholabusus ihren Metabolismus beschleunigt.
- Die **Hepatotoxizität** von Paracetamol, Isoniazid, Methotrexat und Statinen erhöht sich.
- Die Wirkung von **Sulfonylharnstoffen** wird in unvorhersehbarer Weise beeinflusst.
- Das Risiko einer durch **Metformin** hervorgerufenen Laktatacidose steigt.
- Die sedierende Wirkung von **Sedativa** und Substanzen mit sedativer Partialwirkung wird verstärkt.
- Bei der Kombination von **NSAR** mit Alkohol ist besondere Vorsicht geboten, da sich das Risiko gastrointestinaler Komplikationen drastisch erhöhen kann.
- Bei gleichzeitiger Therapie mit **Antikoagulanzien** ist mit äußerst komplexen und im konkreten Einzelfall schwer vorhersehbaren Wechselwirkungen zu rechnen.

### 4.2.4 Tyraminreiche Lebensmittel

Tyramin ist das fermentative Abbauprodukt der Aminosäure L-Tyrosin (Biesalski 2010). Wie Histamin oder Tryptamin zählt es zu den biogenen Aminen, die durch Decarboxylierung aus Aminosäuren entstehen. Die hierfür notwendigen Decarboxylasen sind ubiquitär im Körper vorhanden. Werden Lebensmittel, die Proteine und damit auch L-Tyrosin enthalten, längere Zeit gelagert oder bestimmten lebensmittelverarbeitenden Prozessen wie Pökeln, Trocknen oder Fermentation unterzogen, erhöht sich ihr Gehalt an Tyramin infolge des enzymatischen Abbaus von L-Tyrosin durch bakterielle Decarboxylasen. In der Regel handelt es sich bei den betreffenden Mikroorganismen um Verderbniserreger oder Begleitflora der zur Fermentation eingesetzten Starterkulturen (Weiß 2009). Der Gehalt an Tyramin hängt neben dem L-Tyrosin-Gehalt des Ursprungslebensmittels auch von Art und Dauer des Fermentationsprozesses bzw. der Lagerung ab (Rehner 2010) und ist somit je nach Lebensmittel sehr unterschiedlich (◘ Tab. 4.6). Tendenziell nimmt der Tyramingehalt von Lebensmitteln mit der Lagerungsdauer zu und kann so auf ein Vielfaches des ursprünglichen Frischgehalts ansteigen.

## Physiologische Bedeutung

Tyramin ist ein Substrat des Noradrenalintransporters in sympathischen Nervenendigungen. Nach seinem Transport ins Axoplasma hemmt es die Aufnahme von Noradrenalin in die Speichervesikel, sodass sich Noradrenalin im Axon anreichert und durch Umkehr der normalen Transportrichtung des Noradrenalin-Carriers nichtexocytotisch in den synaptischen Spalt freigesetzt wird (○ Abb. 4.10). Außerdem hemmt Tyramin durch Konkurrenz am Transporter die Wiederaufnahme von freigesetztem Noradrenalin, wodurch sich die Konzentration von Noradrenalin im synaptischen Spalt weiter erhöht. Zusammenfassend wirkt Tyramin also indirekt sympathomimetisch (Aktories 2013).

◘ **Tab. 4.6** Tyramingehalt ausgewählter Lebensmittel. Nach Klimek 2009; Maintz, Novak 2007

| Lebensmittel | Tyramingehalt in mg/kg |
|---|---|
| **Fleisch** | |
| Hackfleisch | 3,9 |
| Hühnerfleisch | 0,44 |
| Hühnerleber | 5–10 |
| Rindsleber | 27,4 |
| Schweinefleisch, gekocht | 0,4 |
| **Wurst** | |
| Bratwurst | 2,9 |
| Cervelatwurst | 20,9 |
| Leberwurst | 2,5–7,3 |
| Mettwurst | 13,5 |
| Salami | 22,6 |
| Schinken | 1,0–61,8 |
| Thüringer Wurst | 16,5 |

**Tab. 4.6** Tyramingehalt ausgewählter Lebensmittel. Nach Klimek 2009; Maintz, Novak 2007 (Fortsetzung)

| Lebensmittel | Tyramingehalt in mg/kg |
|---|---|
| **Fisch** | |
| Fischstäbchen | < 0,1 |
| Hering | 300–464 |
| Lachs | 13,7 |
| Sardinen | 0,4–60 |
| **Alkoholische Getränke** | |
| Rotwein | < 25 |
| Weißwein | 1–8 |
| **Milchprodukte** | |
| Vollmilch | 0,04–0,26 |
| Quark | 1,75 |
| Brie | 0–26 |
| Camembert | 1,3–200 |
| Cheddar | 7,2–153 |
| Gorgonzola | 100 |
| Tilsiter | 221 |
| **Obst und Gemüse** | |
| Banane | 0,1–9,5 |
| Blumenkohl | 40 |
| Champignons | 24,4–120 |
| Sauerkraut | 2–31 |
| Sojabohnen | 9,5 |
| Spinat | 28,6 |
| Wassermelone | 46 |
| **Sonstiges** | |
| Schokolade | 0,1–12 |
| Hefeextrakt | 66–2 250 |

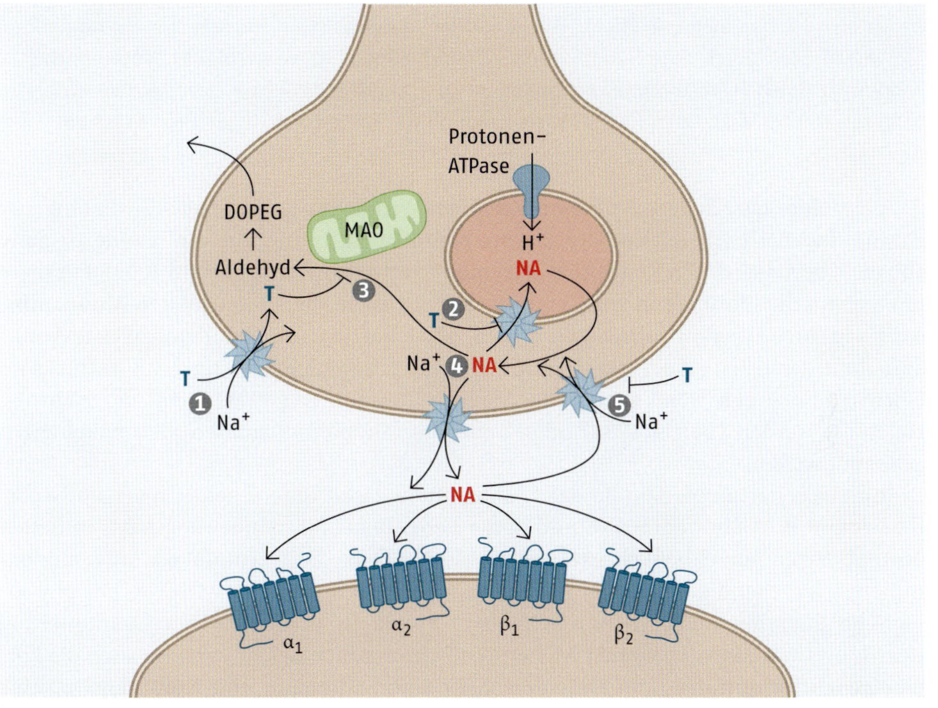


**Abb. 4.10** Wirkmechanismus von Tyramin als indirekt wirksames Sympathomimetika. Im Axolemm ist dreimal der Noradrenalin-$Na^+$-Cotransporter gezeigt. In der Membran des Speichervesikels sind die Protonen-ATPase und der vesikuläre Monoamintransporter gezeigt. Nach Aktories et al. 2013

1) Cotransport von Tyramin und $Na^+$ ins Axoplasma.
2) Hemmung der vesikulären Aufnahme von Noradrenalin durch Tyramin.
3) Hemmung des Abbaus von Noradrenalin durch die Monoaminoxidase.
4) Nichtexozytotischer Cotransport von Noradrenalin und $Na^+$ in den synaptischen Spalt.
5) Hemmung der Noradrenalin-Wiederaufnahme durch Tyramin.

DOPEG: 3,4-Dihydroxy-Phenylethylenglykol
T: Tyramin

Infolge des damit erhöhten Sympathikotonus kommt es durch die von Noradrenalin vermittelte Vasokonstriktion zum Anstieg von systolischem und diastolischem Blutdruck.

**MERKE** Tyramin wirkt im Körper indirekt sympathomimetisch und führt so zum Anstieg des Blutdrucks.

Abweichend von anderen indirekten Sympathomimetika wirkt Tyramin jedoch nicht zentralnervös stimulierend, da es aufgrund seiner geringen Lipophilie die Blut-Hirn-Schranke nicht überwindet (Aktories 2013). Als klinische Konsequenz ergibt sich, dass hohe Konzentrationen von Tyramin im Blut zu einem massiven Blutdruckanstieg und lebensgefährlichen hypertensiven Krisen führen können (Biesalski 2010). Dieses Phänomen wird in Anlehnung an den hohen Tyramingehalt in gereiftem Käse als „Cheese-Effekt“ bezeichnet.

4

**DEFINITION** Der **„Cheese-Effekt"** ist ein durch übermäßigen Verzehr tyraminhaltiger Speisen bzw. durch eine Hemmung des Tyraminabbaus hervorgerufenes Syndrom, das klinisch durch Hyperthermie, Arrhythmien und lebensbedrohliche hypertensive Krisen gekennzeichnet ist. Der Name leitet sich vom hohen Tyramingehalt gereiften Käses ab.

Als physiologischer Schutz vor diesen toxischen Wirkungen exogen zugeführter biogener Amine finden sich bereits in der Darmschleimhaut Enzyme, die die Amine oxidativ abbauen, bevor sie durch Resorption systemisch verfügbar werden (Weiß 2009). Für diese präsystemische Elimination von Tyramin sind vor allem die intrazellulären **Monoaminoxidasen** (MAO) verantwortlich, die eine effektive Barriere für die unkontrollierte Aminaufnahme darstellen (Weiß 2009). Somit tritt eine relevante Erhöhung des Blutdrucks im Normalfall erst auf, wenn sehr große Mengen Tyramin (> 1 000 mg) mit der Nahrung zugeführt werden (Berlin 1989) oder wenn die Monoaminoxidasen pharmakologisch gehemmt werden.

Innerhalb der Enzymfamilie der Monoaminoxidasen unterscheidet man die Isoformen A und B. Während im ZNS und in der Leber beide Formen vorkommen, enthalten Thrombozyten ausschließlich extraneuronale MAO-B, die Darmmukosa und monoaminerge Nervenendigungen dagegen hauptsächlich intraneuronale MAO-A. Die physiologische Funktion beider MAO-Isoformen besteht in der oxidativen Deaminierung neuro- und vasoaktiver biogener Monoamine; dazu zählen neben Tyramin auch die körpereigenen Neurotransmitter Dopamin, Serotonin, Adrenalin und Noradrenalin. Eine exogen herbeigeführte MAO-Hemmung führt folglich zum Konzentrationsanstieg der entsprechenden Neurotransmitter. Dieser Ansatz wird in Form von MAO-Hemmern zur Pharmakotherapie verschiedener neurologischer und psychiatrischer Erkrankungen genutzt.

## Interaktionen mit einzelnen Arzneistoffen/Arzneistoffgruppen

### MAO-Hemmer

**Tranylcypromin** (u. a. Jatrosom®) ist ein irreversibler Inhibitor beider MAO-Isoformen und wird als Reservetherapeutikum bei depressiven Episoden eingesetzt, wenn Standardwirkstoffe nicht vertragen werden oder nicht den gewünschten Erfolg bringen. Grund dieser nur nachrangigen therapeutischen Verwendung von Tranylcypromin sind unter anderem die potenziell schwerwiegenden unerwünschten Wirkungen, die sich in Form von gefährlichen Blutdruckschwankungen aus dem Wirkmechanismus der Substanz ergeben. Der Anwendungsfokus liegt dabei – ähnlich wie beim selektiven MAO-A-Inhibitor **Moclobemid** – auf der psychomotorisch aktivierenden Therapie gehemmt-depressiver Syndrome. Beide Substanzen wirken zunächst stark antriebssteigernd und erst nach einer mehrwöchigen Latenzzeit stimmungsaufhellend (Mutschler 2013). Durch die Enzyminhibition erhöht sich die Konzentration der Neurotransmitter Noradrenalin und Serotonin im synaptischen Spalt, was im Sinne der Monoaminmangel-Hypothese zur antidepressiven Wirkung führt (Aktories 2013). Ebenso wie die beiden endogenen Monoamine wird jedoch auch mit der Nahrung zugeführtes Tyramin in seinem Abbau gehemmt. Dadurch erhöht sich dessen Bioverfügbarkeit und es kommt zu den genannten Folgen eines hohen Tyraminspiegels („Cheese-Effekt") mit unter Umständen lebensbedrohlichen hypertensiven Krisen.

Wegen der irreversiblen Hemmung beider Isoformen müssen Patienten während und bis zu zwei Wochen nach Ende der Therapie mit Tranylcypromin konsequent eine tyraminarme Ernährung einhalten. Aufgrund der Vielzahl tyraminreicher Nahrungsmittel und der Schwere der potenziellen unerwünschten Wirkungen müssen Patienten, die auf Tranylcypromin eingestellt werden sollen, unbedingt qualifiziert ernährungsmedizinisch beraten werden. Auch wegen dieses hohen Risikos von Lebensmittelinteraktionen ist Tranylcypromin der fachpsychiatrischen Anwendung vorbehalten.

**MERKE** Patienten unter Therapie mit **Tranylcypromin** müssen konsequent eine **streng tyraminarme Diät** einhalten. Da die MAO-Hemmung durch Tranylcypromin irreversibel ist und erst durch Neusynthese des Enzyms aufgehoben wird, muss diese Diät bis zu zwei Wochen nach Therapieende eingehalten werden.

Ebenfalls als Antidepressivum eingesetzt wird der selektive MAO-A-Inhibitor **Moclobemid**. Bei der Therapie mit Moclobemid ist jedoch in der Regel keine spezielle Diät erforderlich, da durch die selektive MAO-A-Hemmung noch ausreichend MAO-B zur Metabolisierung des Tyramins vorhanden ist. Außerdem wird Moclobemid durch hohe Tyraminkonzentrationen von der MAO verdrängt. Dadurch wird die Enzyminhibition aufgehoben und die MAO steht wieder für den Abbau von Tyramin zur Verfügung (Mutschler 2013). Seine Wirkdauer ist deutlich kürzer als die des Tranylcypromins. Die Enzymhemmung erfolgt reversibel und es ist keine Neusynthese des Enzyms erforderlich, um die Wirkung aufzuheben. Da jedoch bestimmte Patienten eine erhöhte Sensibilität gegenüber Tyramin aufweisen können, wird unter der Therapie mit Moclobemid sicherheitshalber vom Verzehr größerer Mengen besonders problematischer (also tyraminreicher) Lebensmittel wie Rotwein und reifem Käse abgeraten. Starke Blutdruckanstiege nach dem Verzehr tyraminreicher Lebensmittel bei Patienten unter Moclobemidtherapie sind in Einzelfällen beschrieben (Boyd 1995). Den Patienten sollte zumindest empfohlen werden, Moclobemid nach den Mahlzeiten einzunehmen. Auf diese Weise kommt es zu einer geringstmöglichen Verstärkung der vasopressorischen Tyraminwirkung, da dies bereits vor Einsetzen der pharmakologischen MAO-Hemmung durch noch verfügbare Enyzme abgebaut werden kann.

**MERKE** Patienten unter Therapie mit **Moclobemid** sollten sicherheitshalber auf den Verzehr größerer Mengen besonders tyraminreicher Lebensmittel verzichten, eine streng tyraminarme Diät ist jedoch nicht erforderlich. Um das Risiko entsprechender unerwünschter Wirkungen zu minimieren, sollte Moclobemid **nach** den Mahlzeiten eingenommen werden.

### Selegilin und Rasagilin

Der MAO-B-Hemmer Selegilin ist allein oder in Kombination mit Levodopa zur Therapie des Morbus Parkinson zugelassen. Durch Hemmung der für den Dopaminabbau im Gehirn hauptsächlich verantwortlichen MAO-B und Verhinderung der präsynaptischen Wiederaufnahme von Dopamin erhöht Selegilin die Dopaminkonzentration im Gehirn. Zwar ist die Hemmung irreversibel, lässt jedoch nach ein bis zwei Tagen durch Neusynthese von MAO-B nach. Ungefähr ab der doppelten Tageshöchstdosis (20 mg Selegilin-Hydrochlorid) kommt es auch zur Hemmung der intestinalen MAO-A; daher ist erst bei derartigen Überdosierungen mit dem Auftreten eines Cheese-Effekts zu rechnen, wenn gleichzeitig tyraminreiche Lebensmittel verzehrt werden. Im Normdosisbereich ist für Selegilin jedoch davon auszugehen, dass exogen zugeführtes Tyramin noch in ausreichendem Maße von der intestinalen MAO-A metabolisiert wird. Eine Hemmung der MAO-B durch Selegilin ist somit auch beim Konsum tyraminhaltiger Lebensmittel unkritisch. Die Einnahme sollte jedoch nach dem Essen erfolgen, da die Bioverfügbarkeit dann am größten ist (Barrett et al. 1996).

Auch für den zweiten im Handel befindlichen MAO-B-Hemmer Rasagilin (u.a. Azilect®) sind bei den üblichen Dosierungen keine unerwünschten Interaktionen mit tyraminreicher Nahrung beschrieben. Falls jedoch der Patient gleichzeitig antidepressiv mit einem MAO-A-Hemmer therapiert wird, gelten die gleichen strikten Einschränkungen wie bei einer Therapie mit dem oben beschriebenen Tranylcypromin. Der Verzehr tyraminreicher Nahrungsmittel muss dann streng limitiert werden (Korn 1996).

#### Wirkstoffe mit MAO-inhibitorischer Partialwirkung

Zusätzlich zu den klassischen MAO-Hemmern mit neurologischen und psychiatrischen Indikationen müssen für die unerwünschte Interaktion mit tyraminreicher Nahrung auch jene Wirkstoffe beachtet werden, bei denen die MAO-Hemmung nur eine therapeutisch nicht genutzte Partialwirkung darstellt.

**Linezolid** (Zyvoxid®) ist ein Reserveantibiotikum aus der Klasse der Oxazolidinone, das zur Behandlung verschiedener Infektionen mit linezolidempfindlichen, grampositiven Erregern zugelassen ist. Neben der antimikrobiellen Wirkung durch Inhibition der bakteriellen Proteinbiosynthese hemmt Linezolid beide Isoformen der MAO. Da diese MAO-Hemmung jedoch reversibel erfolgt und relativ schwach ist, sind für Patienten unter Therapie mit Linezolid keine grundsätzlichen diätetischen Restriktionen hinsichtlich der Tyraminzufuhr erforderlich (Rumore et al. 2010). Erst die übermäßige Zufuhr sehr tyraminreicher Lebensmittel könnte unter Umständen zu unerwünschten Wirkungen führen.

**Procarbazin** (Natulan®) wird zur Behandlung des Hodgkin-Lymphoms und anaplastischer oligodendroglialer Hirntumore eingesetzt. Die zytostatische Wirkung kommt durch Alkylierung zustande, gleichzeitig wirkt die Substanz auch als MAO-Inhibitor. Daher muss während einer Therapie mit Procarbazin auf tyraminreiche Nahrungsmittel vollständig verzichtet werden. Der Hersteller gibt dazu zusätzlich zur Fach- und Gebrauchsinformation übersichtlich gestaltete Patientenflyer heraus, in denen die Problematik erläutert wird und Listen mit sicheren und zu vermeidenden Lebensmitteln aufgeführt sind (Patienteninformation sigma tau, 2015). Dieses Material kann für die Patientenberatung sinnvoll genutzt werden.

**Isoniazid** (u.a. Isozid®) wird als Hemmstoff der mykobakteriellen Mykolsäuresynthese in der Kombinationstherapie der Tuberkulose eingesetzt. Daneben ist Isoniazid jedoch auch ein schwacher, aber irreversibler Inhibitor beider Monoaminoxidasen (Polasek 2006). Darüber hinaus hemmt Isoniazid die histaminabbauende Diaminoxidase, sodass sich unter Isoniazid-Therapie die Bioverfügbarkeit des mit der Nahrung aufgenommenen Histamins erhöht. Dies kann zu unerwünschten Phänomenen wie Hitzewallungen, Schleimhautschwellungen und Hautrötungen führen. Daher sollte unter der Therapie mit Isoniazid sowohl auf tyraminreiche als auch auf histaminreiche Lebensmittel verzichtet werden (□ Tab. 4.6 und □ Tab. 4.7). Unabhängig von der Zusammensetzung der

Mahlzeiten sollte Isoniazid ohnehin nüchtern – also mindestens 30 Minuten vor dem Frühstück – eingenommen werden, um eine optimale Bioverfügbarkeit zu gewährleisten.

### Zusammenfassung

- Die Therapie mit dem irreversiblen MAO-A- und B-Hemmer **Tranylcypromin** erfordert eine konsequente und streng einzuhaltende tyraminarme Diät; bei Nichtbeachtung kann es zu lebensbedrohlichen hypertensiven Krisen kommen.
- Weniger kritisch ist die Einnahme **selektiver MAO-A- und MAO-B-Hemmer**, da hier noch die jeweils andere Isoform für den Tyraminabbau zur Verfügung steht. Zur grundsätzlichen Risikoreduktion sollten MAO-A-Hemmer nach dem Essen eingenommen werden.
- **Procarbazin** und **Isoniazid** sind ebenfalls Inhibitoren der Monoaminoxidase; unter Therapie mit diesen Substanzen wird der Verzehr tyraminreicher Nahrungsmittel nicht empfohlen.

**Tab. 4.7** Histamingehalt ausgewählter Lebensmittel. Nach Klimek 2009

| Lebensmittel | Histamingehalt in mg/100 g |
|---|---|
| **Fleisch** | |
| Hühnerfleisch | 0,01–12 |
| Rindfleisch | 0,01–0,9 |
| Rindsleber | 6,5 |
| Schweineleber | 22,5 |
| **Wurst** | |
| Bratwurst | 0,6 |
| Leberwurst | 0,36 |
| Mettwurst | 8,2 |
| **Fisch** | |
| Anchovis, frisch | 4,4 |
| Anchovis, Dose | 125 |
| Fischstäbchen | < 0,01 |
| Hering in Tomatensoße | 50–300 |
| Makrele | 0,032 (frisch)–700 (verdorben) |

Tab. 4.7 Histamingehalt ausgewählter Lebensmittel. Nach Klimek 2009 (Fortsetzung)

| Lebensmittel | Histamingehalt in mg/100 g |
|---|---|
| **Alkoholische Getränke** | |
| Rotwein (Chianti) | 19 |
| Rotwein (Cabernet Merlot) | 1 |
| Hefeweizen (hell) | 3 |
| **Milchprodukte** | |
| Vollmilch | 0,06–0,31 |
| Brie | 3,5 |
| Emmentaler | 0,01–250 |
| Gouda | 1,3–85 |
| Mozzarella | 1,6–5 |
| Parmesan | 1,3–58 |
| Roquefort | 0,01–230 |
| **Obst und Gemüse** | |
| Erdnusskerne | 0,11 |
| Sauerkraut | 0,6–30 |
| Spinat | 0,2–3,8 |
| Tomaten | 1,1–2,2 |
| **Sonstiges** | |
| Apfelessig | 2 |
| Rotweinessig | 400 |
| Hefeextrakt | 20–283 |

### 4.2.5 Goji-Produkte

Als Goji-Beeren oder Chinesische Wolfsbeeren bezeichnet man die orangefarbenen oder rötlichen, bis 2 cm langen Früchte des Gemeinen Bocksdorn (*Lycium barbarum*) oder auch des Chinesischen Bocksdorn (*Lycium chinense*), zweier in Europa und Asien verbreiteter Sträucher aus der Familie der Nachtschattengewächse (Abb. 4.11). Nach Angaben der Händler werden außerhalb Asiens ausschließlich Beeren von *Lycium barbarum* vertrieben. Da die Beeren verschiedener Arten und Varietäten jedoch schwer zu unterscheiden sind, kann eine Durchmischung der kommerziell erhältlichen Produkte nicht

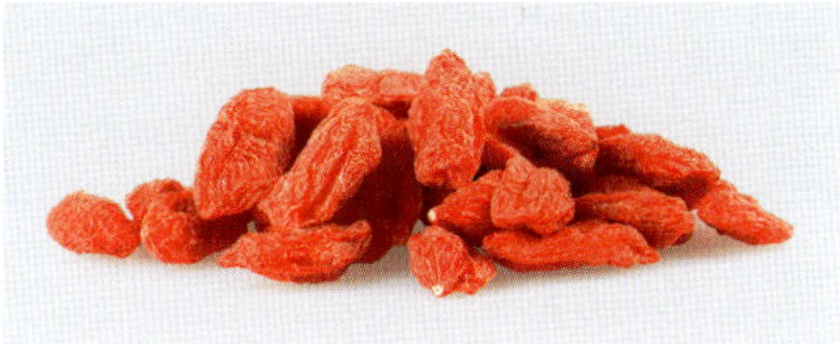

**Abb. 4.11** Getrocknete Goji-Beeren

ausgeschlossen werden. Der relativ neue Name *goji* ist eine Ableitung des chinesischen Namens der Pflanze, *gouqi* (Potterat 2010).

### Volksheilkundliche Verwendung

Neben der Verwendung des Strauchs als Zierpflanze werden die Beeren sowohl in der chinesischen Küche als auch in der Traditionellen Chinesischen Medizin eingesetzt. Obwohl nur die Früchte von *Lycium barbarum* im Chinesischen Arzneibuch offizinell sind, finden auch jene von *Lycium chinense* seit Jahrtausenden Anwendung in der Volksmedizin. Roh, als Tee oder Saft werden die Früchte beider Arten bei zahlreichen Erkrankungen eingesetzt, die nach den Vorstellungen der chinesischen Medizin mit einer Schwächung des *Yin* einhergehen. Die Anwendungsgebiete reichen von Sehschwäche, Müdigkeit und Kopfschmerzen bis hin zu Unfruchtbarkeit, Bauchschmerzen und vorzeitigem Altern (Potterat 2010).

### Bewerbung als „Super-Food"

Seit einigen Jahren werden die Goji-Beeren auch in Europa als sogenanntes „Super-Food" intensiv beworben. Angeboten werden die getrockneten Früchte, Tees, Säfte, Marmeladen oder Kapseln. Einschlägigen Internetseiten ist zu entnehmen, die Beeren enthielten eine „außerordentliche Menge an einzigartigen Nährstoffen und Antioxidanzien" und verliehen „eine überraschende Kraft und Energie" (www.zentrum-der-gesundheit.de). Sie sollen unter anderem das Immunsystem stärken, den Alterungsprozess verlangsamen und einer Makuladegeneration entgegenwirken. Sogar eine vorbeugende Wirkung gegen Krebserkrankungen sowie eine Abschwächung der Nebenwirkung einer Chemotherapie werden suggeriert. Seriöse pharmakologische Untersuchungen zeigen tatsächlich gewisse antioxidative Wirkungen der in den Früchten enthaltenen Proteoglykane, die unter dem Begriff LBP (*Lycium barbarum polysaccharides*) zusammengefasst werden (Potterat 2010). Die daraus abgeleiteten und werbewirksam postulierten positiven Wirkungen müssen nach dem heutigen Stand des Wissens allerdings als nicht belegt gelten.

Unabhängig vom Wahrheitsgehalt der Heilsversprechungen führt die mediale Präsenz der freiverkäuflichen Goji-Beeren in Kombination mit der Annahme, mit pflanzlichen Nahrungsmittel und Nahrungsergänzungsmitteln keinen Schaden anrichten zu können, zu einer breiter werdenden Anwendung in der Bevölkerung und damit zu einer Ausweitung des Interaktionsrisikos.

### Interaktionspotenzial

Bei der Beurteilung des Interaktionspotenzials der Goji-Beeren mit Arzneimitteln scheint die Wechselwirkung von Goji-Inhaltsstoffen mit den Vitamin-K-Antagonisten **Phenprocoumon** und **Warfarin** eine besondere Rolle zu spielen. Verschiedene, gut dokumentierte Fallberichte deuten darauf hin, dass der Verzehr von Goji-Beeren oder Goji-haltigen

Zubereitungen die antikoagulative Wirkung von Vitamin-K-Antagonisten verstärken kann; trotz gleichbleibender Arzneimitteldosierung kann es so zu einem erhöhten Blutungsrisiko und zu Blutungskomplikationen kommen (BfArM/PEI 2013). So erhöhte sich bei einer chinesischen Patientin, die mit Warfarin stabil auf einen INR von 2–3 eingestellt war, der INR auf 4,1, nachdem sie zuvor vier Tage lang täglich drei bis vier Tassen eines Tees aus Goji-Beeren zu sich genommen hatte; nach Absetzen des Tees normalisierte sich der Wert wieder (Lam 2001). Weitere ähnliche Fälle mit reversibler Verlängerung der Gerinnungszeit, z. T. begleitet von Komplikationen wie Nasenbluten oder rektalen Blutungen, sind in der Literatur beschrieben (Rivera 2012; Leung 2008). Obwohl in der angelsächsischen Literatur Fallberichte über Interaktionen von Goji-Beeren mit Warfarin dominieren, scheint dieses Interaktionspotenzial auch für das in Europa verbreitete Phenprocoumon relevant zu sein. So findet sich beispielsweise in der UAW-Datenbank des BfArM der Bericht über einen stabil mit Phenprocoumon eingestellten Patienten, der lebensbedrohliche großflächige Hautblutungen entwickelte, nachdem er über mehrere Wochen täglich 30–50 Goji-Beeren verzehrt hatte (UAW-Datenbank des BfArM).

**MERKE** Inhaltsstoffe der Goji-Beeren können vermutlich die antikoagulative Wirkung von Phenprocoumon und Warfarin verstärken und so zu gefährlichen Blutungskomplikationen führen. Patienten, die mit Vitamin-K-Antagonisten behandelt werden, sollte daher vom Verzehr Goji-haltiger Lebensmittel abgeraten werden.

Ausschlaggebend für das hohe Interaktionsrisiko ist dabei vor allem die geringe therapeutische Breite der Antikoagulanzien. Die dieser Interaktion zugrunde liegenden Mechanismen sind bisher noch nicht bekannt. Diskutiert werden unter anderem ein verlangsamter Abbau des Vitamin-K-Antagonisten durch Hemmung von CYP2C9 oder P-Glykoproteinen oder auch eine eigene antikoagulatorische Wirkung von Goji-Inhaltsstoffen (Rivera 2012; Lam 2001). Gerade die zunehmende Verbreitung von Zubereitungen aus der Traditionellen Chinesischen Medizin in der westlichen Welt erhöht das Risiko von neu auftretenden Interaktionen mit bekannten Arzneistoffen.

Warnhinweise in den Fach- und Gebrauchsinformationen werden in den einzelnen Ländern bisher noch unterschiedlich gehandhabt. Während die kanadischen Produktinformationen der Vitamin-K-Antagonisten bereits eine mögliche Wechselwirkung mit Goji-Beeren erwähnen, finden sich in den entsprechenden europäischen Dokumenten bislang keine derartigen Hinweise. Der Pharmakovigilanzausschuss der Europäischen Arzneimittelagentur (EMA) hat sich zwar bereits mit der Thematik befasst, bis dato führte das Bekanntwerden einzelner Verdachtsfälle jedoch nicht zu regulatorischen Konsequenzen (PRAC 2012). Das BfArM warnt allerdings explizit vor der Einnahme von Goji-Produkten durch Patienten, die mit Vitamin-K-Antagonisten behandelt werden (BfArM/PEI 2013).

Da es sich bei Goji-Beeren oder -Zubereitungen nicht um standardisierte Produkte handelt und die für die Interaktion verantwortlichen Inhaltsstoffe ohnehin noch nicht bekannt sind, sind Empfehlungen bezüglich einer noch unbedenklichen Verzehrmenge nicht möglich. Patienten unter antikoagulatorischer Therapie mit Vitamin-K-Antagonisten müssen daher strikt auf die Einnahme aller Goji-Produkte verzichten. Ärzte und Apotheker sollten die Patienten zumindest bei der erstmaligen Verordnung und Abgabe von Phenprocoumon und Warfarin auf diesen Sachverhalt aufmerksam machen und bei zunächst unerklärlichen Anstiegen des INR oder plötzlichen Blutungsereignissen gezielt nach dem Konsum von Goji-Produkten fragen.

Bei anderen Substanzen mit Einfluss auf die Blutgerinnung, also Heparinen, Thrombozytenaggregationshemmern oder den neuen oralen Antikoagulanzien (Rivaroxaban, Dabigatran, Apixaban, Edoxaban) gibt es bisher keine Hinweise auf Interaktionen, daher muss vom Verzehr von Goji-Produkten in diesen Fällen nach aktuellem Stand des Wissens also nicht unbedingt abgeraten werden.

**Zusammenfassung**

- Goji-Beeren und entsprechende Lebensmittelzubereitungen erfreuen sich zunehmender Beliebtheit; beworben werden diese Produkte mit zum Teil unseriösen Gesundheitsversprechen.
- Goji-Inhaltsstoffe können die gerinnungshemmende Wirkung von Vitamin-K-Antagonisten (Phenprocoumon, Warfarin) vermutlich verstärken und so zu gefährlichen Blutungskomplikationen führen.
- Patienten, die mit Phenprocoumon oder Warfarin behandelt werden, sollten grundsätzlich auf den Verzehr Goji-haltiger Lebensmittel verzichten. Bei unerklärlichem INR-Anstieg trotz gleichbleibender Arzneimitteldosierung sollte gezielt nach entsprechenden Veränderungen der Ernährungsgewohnheiten gefragt werden.

4

### 4.2.6 Tee und Kaffee

Kaffee und Tee gehören zu den beliebtesten Heißgetränken und werden typischerweise zum Frühstück konsumiert. Da die Einnahme von Arzneimitteln häufig ebenfalls in geringem zeitlichem Abstand zum Frühstück erfolgt, müssen mögliche Interaktionen zwischen Tee oder Kaffee und gleichzeitig eingenommenem Arzneistoffen beachtet werden. Hierbei sind aus der Fülle der enthaltenen Inhaltsstoffe zwei Bestandteile von besonderer Relevanz: das Coffein und die Gerbstofffraktion. In diesem Zusammenhang bezeichnet „Tee“ stets Zubereitungen der Stammpflanze *Camellia sinensis*. Früchte- und Kräutertees sind von den gerbstoff- und coffeinassoziierten Interaktionen in der Regel nicht betroffen.

#### Coffein

Sowohl Kaffee als auch schwarzer und grüner Tee enthalten schwankende Mengen Coffein, das zusammen mit den in geringen Mengen ebenfalls enthaltenen Substanzen Theobromin und Theophyllin zur Gruppe der Methylxanthine gehört (Abb. 4.12). Nach der

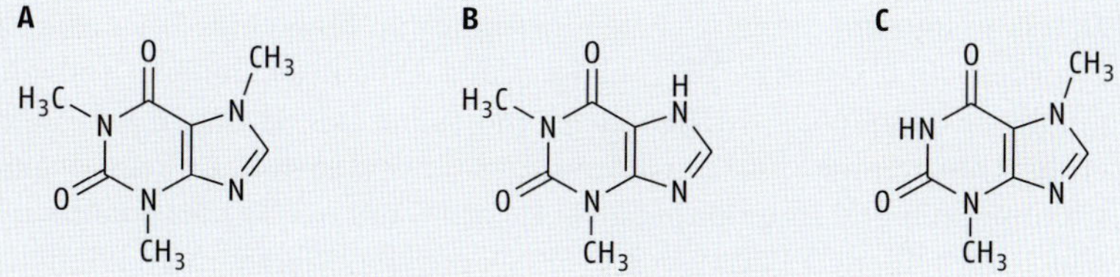


Abb. 4.12 Strukturformeln von A Coffein, B Theophyllin, C Theobromin

**Tab. 4.8** Coffeingehalt ausgewählter Getränke. Modifiziert nach Weiß 2007, BfR 2009

| Getränk | Portionsgröße in ml | Coffeinzufuhr pro Portion in mg |
|---|---|---|
| Kaffee | 125 ml | 50–130 |
| Espresso | 50 ml | 50–60 |
| Schwarzer Tee | 125 ml | 20–50 |
| Kakao | 125 ml | 2–6 |
| Cola-Getränk | 200 ml | 20–50 |
| Energydrink | 250 ml | bis 80 |
| Energyshot | 25–75 ml | 50–200 |

Resorption im Dünndarm wird es in der Leber oxidativ abgebaut, wobei als Hauptmetabolit Paraxanthin entsteht. Entgegen früheren Annahmen ist Harnsäure kein Abbauprodukt des Coffeins, daher stellt eine Gichterkrankung keine grundsätzliche Kontraindikation für den Verzehr coffeinhaltiger Getränke dar (Weiß 2007).

Der Coffeingehalt hängt neben der Beschaffenheit des Ausgangsmaterials auch von der Art der Zubereitung ab und kann kaum sicher vorhergesagt werden. Im Allgemeinen wird er mit 50–130 mg für 125 ml Kaffee und 20–50 mg für 125 ml schwarzen Tees angegeben (Weiß 2007). Neben Kaffee und schwarzem Tee ist Coffein auch in Kakao und Cola-Getränken sowie in Zubereitungen aus Guarana und Mate enthalten (◘ Tab. 4.8). Zum Vergleich: Das zur kurzfristigen Behandlung von Ermüdungszuständen zugelassene Präparat Coffeinum® 0,2 N Tabletten enthält 200 mg Coffein pro Tablette.

Der Coffeingehalt sogenannter Energydrinks und Energyshots ist sehr variabel und bewegt sich zwischen 50–200 mg pro Portion, zudem enthalten diese Getränke 200–1000 mg Taurin (BfR 2009). Vor allem die sogenannten Energyshots, die in einem relativ geringen Volumen von 25–75 ml ähnliche Coffeinmengen enthalten wie Energydrinks, bergen das Risiko einer beabsichtigten oder versehentlichen Überschreitung der von den Herstellern angegebenen Verzehrempfehlung von einer Portion pro Tag (BfR 2009).

#### Pharmakokinetische Interaktionen

Unter pharmakokinetischen Gesichtspunkten spielen vor allem die Vorgänge am Cytochrom-P450-System eine Rolle. Coffein ist ein Substrat des CYP1A2-Enzyms. Die gleichzeitige Einnahme anderer Substanzen, die ebenfalls über CYP1A2 verstoffwechselt werden oder die als CYP1A2-Induktoren oder -Inhibitoren wirken, kann theroretisch zu einem verzögerten oder beschleunigten Abbau einer oder beider Substanzen führen (◘ Tab. 4.9). So verlangsamt die zeitgleiche Einnahme von Fluorchinolonen wie Ciprofloxacin und Norfloxacin über eine CYP-Inhibition den Abbau von Coffein (Rodvold 1993).

Daraus ergibt sich eine Vielzahl theoretisch möglicher Interaktionen mit Coffein, von denen allerdings nur wenige klinisch relevant sind. So sind sowohl Coffein als auch Amitriptylin, Clomipramin und Imipramin Substrate von CYP1A2. Da die genannten Antidepressiva jedoch auch über CYP2C19 und CYP2D6 metabolisiert werden können, ist dieser Aspekt in der Praxis zu vernachlässigen und führt vermutlich nicht zu relevanten Plasmaspiegelveränderungen bei einer der beteiligten Substanzen. Ähnliches gilt auch für die

**Tab. 4.9** Modulatoren und Substrate von CYP1A2. Modifiziert nach Smollich, Scheel 2015

| Substrate | Inhibitoren | Induktoren |
|---|---|---|
| Amitriptylin | Cimetidin | Polyzyklische aromatische Kohlenwasserstoffe |
| Clomipramin | Ciprofloxacin | |
| Fluvoxamin | Norfloxacin | Phenobarbital |
| Imipramin | Erythromycin | Phenytoin |
| Clozapin | Clarithromycin | Omeprazol |
| Naproxen | Fluvoxamin | |
| Propranolol | Grapefruitsaft | |
| Theophyllin | Ticlopidin | |

naheliegend erscheinende Interaktion mit dem strukturell eng verwandten **Theophyllin**: Da letzteres auch über CYP3A4 und CYP2E1 abgebaut oder direkt renal ausgeschieden werden kann, ist auf pharmakokinetischer Ebene nicht mit einer relevanten Beeinflussung des Theophyllinspiegels zu rechnen. Dennoch können sich die pharmakodynamischen Effekte beider Substanzen addieren und zu unerwünschten Arzneimittelwirkungen führen.

Von möglicher klinischer Relevanz dagegen ist die Wechselwirkung zwischen Coffein und dem Neuroleptikum **Clozapin**. Bei gleichzeitiger Einnahme konkurrieren die beiden Substrate um den Abbau durch CYP1A2 und es kommt zur Plasmaspiegelerhöhung von Clozapin. Ein plötzlicher Verzicht auf coffeinhaltige Getränke nach zuvor regelmäßigem Konsum kann somit zu einem verminderten Clozapinspiegel von fast 50 % führen (Carrillo 1998). Ob dies zumindest bei bestimmten, eventuell genetisch prädisponierten Patienten zu Veränderungen im Krankheitsgeschehen führt, ist bisher nicht bekannt und bei psychiatrischen Erkrankungen naturgemäß schwierig zu objektivieren. Dennoch sollten mit Clozapin behandelte Patienten ihren Coffeinkonsum möglichst konstant halten bzw. relevante Veränderung des Konsumverhaltens (in beide Richtungen!) ihrem behandelnden Arzt mitteilen. Eventuell sind Plasmaspiegelkontrollen und Dosisanpassungen nötig, um Wirkverluste oder Intoxikationen zu vermeiden.

Coffein selbst kann ebenfalls von den Auswirkungen gleichzeitig eingenommener CYP1A2-Modulatoren betroffen sein. So verlangsamt der CYP1A2-Inhibitor **Fluvoxamin** messbar die Elimination von Coffein, ohne jedoch psychomotorische Veränderungen zu verursachen (Culm-Merdek 2005). Falls Patienten unter Fluvoxamintherapie über Symptome wie Tremor, Ruhelosigkeit und Schlafstörungen klagen, kann eventuell eine Reduktion des Kaffeekonsums in Betracht gezogen werden.

**MERKE** Trotz der Vielzahl der theoretisch möglichen pharmakokinetischen Interaktionen von Coffein müssen in der Praxis lediglich die gleichzeitige Verabreichung von Clozapin (Beeinflussung des Clozapinspiegels) und Fluvoxamin (Beeinflussung des Coffeinspiegels) berücksichtigt werden.

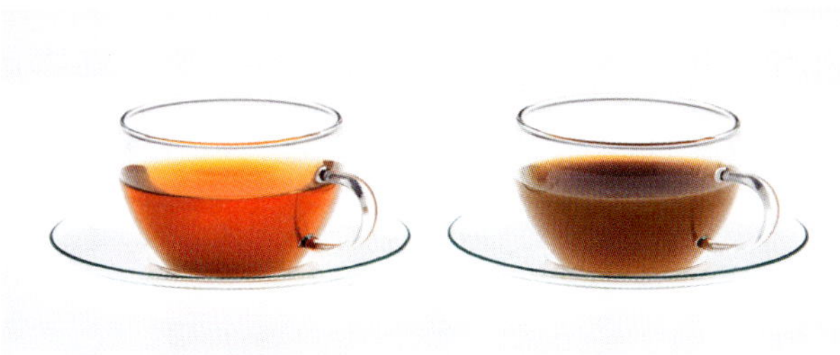

**Abb. 4.13** Präzipitatbildung von Promethazin-Tropfen in Schwarztee. Links: Tee ohne Promethazin, rechts: Tee mit Promethazin.

**Pharmakodynamische Interaktionen**

Pharmakodynamische Interaktionen des Coffeins hängen mit dessen psychomotorisch stimulierender Wirkung auf das zentrale Nervensystem zusammen, die durch eine Blockade des Adenosinrezeptors $A_1$ vermittelt wird (Mutschler 2013). Bei gleichzeitiger Einnahme von Sedativa, Hypnotika und Anxiolytika erscheint eine Verminderung der gewünschten zentralen Dämpfung plausibel. Da es sich hierbei jedoch nicht um direkte Interaktionen am selben Rezeptor handelt und darüber hinaus den meisten Patienten bekannt sein dürfte, dass Coffein anregend wirkt und bei Unruhezuständen und Schlafstörungen kontraproduktiv ist, kann diese Problematik in der Praxis wohl vernachlässigt werden.

Anders gestaltet sich die Situation bei gleichzeitiger Einnahme von **Theophyllin** mit coffeinhaltigen Getränken. Neben der oben beschriebenen, vermutlich wenig relevanten pharmakokinetischen Interaktion sind in diesem Fall additive pharmakodynamische Effekte zu beachten. Unerwünschte Arzneimittelwirkungen des Theophyllins wie Tachykardien, Arrhythmien, zentrale Erregung und Tremor gehören auch zu den möglichen Coffeinwirkungen, somit ist das Risiko für deren Auftreten bei gleichzeitiger Einnahme erhöht. Gerade im Hinblick auf die enge therapeutische Breite von Theophyllin müssen Patienten auf diesen Aspekt hingewiesen werden.

Additive unerwünschte Wirkungen sind ferner bei der gleichzeitigen Anwendung von **Antiarrhythmika** und coffeinhaltigen Getränken zu beachten. Das bei zahlreichen Antiarrhythmika vorhandene eigene arrhythmogene Potenzial kann sich durch Coffein theoretisch weiter verstärken. Der häufig beschriebene subjektiv empfundene Zusammenhang zwischen „normalem" Coffeinkonsum und dem Auftreten von Herzrhythmusstörungen konnte allerdings bisher nicht zweifelsfrei belegt werden (Weiß 2007).

Problematisch kann auch die gleichzeitige Anwendung mit **Methotrexat** sein, dessen antirheumatische Wirkung unter Umständen durch Coffein verringert wird. Als möglicher Wirkmechanismus des Methotrexats wird eine Hemmung der sogenannten AICAR-Transformylase postuliert, was zu einem verminderten Abbau und damit erhöhten Plasmaspiegeln von Adenosin führt. Adenosin wiederum vermittelt immunmodulatorische Effekte. Da Coffein als Antagonist am Adenosinrezeptor $A_1$ fungiert, ist mit einer möglicherweise verminderten Methotrexatwirkung zu rechnen (Nesher 2003). Bei bisher zufriedenstellendem Therapieergebnis kann der Konsum coffeinhaltiger Getränke sicher beibehalten werden, allerdings sollte bei Neueinstellung oder Therapieversagen die Möglichkeit einer Interaktion mit Coffein in Betracht gezogen und der Patient auf möglichst konstante Konsumgewohnheiten hinsichtlich coffeinhaltiger Lebensmittel hingewiesen werden.

### Gerbstoffe

Sowohl in Kaffee als auch in schwarzem und grünem Tee sind relevante Mengen an Gerbstoffen enthalten. Unter Gerbstoffen versteht man pflanzliche Polyphenole mit adstringierenden Eigenschaften. Schwarzer Tee enthält pro Gramm etwa doppelt so viele Gerbstoffe wie Kaffeepulver (Savolainen 1992). In Bezug auf das trinkfertige Getränk hängt der Gerbstoffgehalt auch von der verwendeten Menge des Ausgangsstoffes und der Art der Zubereitung ab. Bei Tee ist grundsätzlich mit einem höheren Gerbstoffgehalt zu rechnen als bei Kaffee.

Die in Kaffee und Tee enthaltenen Gerbstoffe bilden schwer lösliche Präzipitate mit verschiedenen stickstoffhaltigen, basischen Neuroleptika und Antidepressiva (◘ Tab. 4.10). Da diese Arzneistoffe damit nicht mehr gelöst vorliegen, können sie nicht resorbiert werden und werden als Komplex wieder ausgeschieden, ohne ihren Wirkort erreicht zu haben. Das Ausmaß der Resorptionsverminderung und damit des Wirkverlustes ist unterschiedlich. Es wurden jedoch Reduktionen der Bioverfügbarkeit von bis zu 80 % beschrieben (Cheeseman 1981, Lasswell 1984, Kulhanek 1979). Zwar handelt es sich hierbei um in vitro-Daten, es ist jedoch davon auszugehen, dass die Präzipitatbildung auch in vivo auftritt, bevor der Arzneistoff zur Resorption gelangen kann. Neben der direkten Einnahme des Arzneimittels mit Kaffee oder Tee kann auch die Einnahme mit geringem zeitlichem Abstand problematisch sein, wenn zum Beispiel ein im Laufe des Frühstücks getrunkener Kaffee auf noch im Magen vorhandene Tablettenbestandteile trifft. Besonders anschaulich ist dieses Phänomen, wenn man promethazinhaltige Tropfen (u. a. Atosil®) in schwarzen Tee oder Kaffee gibt: Die Präzipitation ist hier mit bloßem Auge erkennbar (● Abb. 4.13). Da die Patienten Tee und Kaffee üblicherweise nicht aus Glasgefäßen, sondern aus Tassen konsumieren, bleibt die Präzipitatbildung in aller Regel unbemerkt.

In den Fach- und Gebrauchsinformationen der betroffenen Präparate finden sich nicht durchgängig Hinweise auf diese durchaus relevante Interaktion. So wird diese Interaktion beispielsweise in Fachinformationen diverser Arzneimittel mit Amitriptylin, Nortriptylin, Imipramin und Doxepin nicht erwähnt. Bei Oralia, die Haloperidol und Melperon enthalten, ist sie jedoch aufgeführt, wenn auch uneinheitlich unter „Art der Anwendung" oder unter „Wechselwirkungen". Auch wenn es wenig belastbare klinische Daten zu einzelnen Arzneistoffen gibt, ist es durchaus nicht unwahrscheinlich, dass das Versagen einer antidepressiven oder antipsychotischen Therapie auf die Einnahme der Medikation mit Kaffee oder Tee zurückzuführen ist. Die Patienten müssen daher unbedingt auf diese Wechselwirkung hingewiesen werden. Es mag zwar einzelne Substanzen aus den Wirkstoffgruppen der Neuroleptika und Antidepressiva geben, für die dieser Aspekt aufgrund ihrer chemischen Struktur keine Bedeutung besitzt, aber aus pragmatischen Gründen einer bestmöglichen Arzneimitteltherapiesicherheit erscheint in der Praxis eine Verallgemeinerung auf zumindest alle stickstoffhaltigen Antidepressiva und Neuroleptika als absolut gerechtfertigt.

■ **MERKE** Stickstoffhaltige Antidepressiva und Neuroleptika dürfen nie zusammen mit Kaffee oder Tee eingenommen werden.

Neben der Ausfällung diverser Psychopharmaka ist auch die Komplexbildung zweiwertiger Kationen mit Gerbstoffen klinisch relevant. Die Einnahme beispielsweise von **Eisen-** und **Calciumpräparaten** sollte daher in ausreichend zeitlichem Abstand zum Kaffee- oder Teekonsum erfolgen (mindestens 60 Minuten).

4

**Tab. 4.10** Übersicht über stickstoffhaltige Antidepressiva und Neuroleptika (Präparatenamen beispielhaft)

| Antidepressiva | Neuroleptika |
|---|---|
| Amitriptylin (Amineurin®, Saroten®) | Amisulprid (Solian®) |
| Citalopram (Cipramil®) | Aripiprazol (Abilify®) |
| Clomipramin (Anafranil®) | Benperidol (Glianimon®) |
| Doxepin (Aponal®) | Bromperidol (Impromen®) |
| Escitalopram (Cipralex®) | Chlorpromazin (Propaphenin®) |
| Fluoxetin (Fluctin®) | Chlorprothixen (Truxal®) |
| Fluvoxamin (Fevarin®) | Clozapin (Leponex®) |
| Imipramin (Tofranil®) | Flupentixol (Fluanxol®) |
| Maprotilin (Ludiomil®) | Fluphenazin (Dapotum®, Lyogen®) |
| Mianserin (Mianeurin®) | Fluspirilen (Imap®) |
| Moclobemid (Aurorix®) | Haloperidol (Haldol®) |
| Nortriptylin (Nortrilen®) | Levomepromazin (Neurocil®, Levium®) |
| Opipramol (Insidon®) | Melperon (Melneurin®) |
| Paroxetin (Paroxat®, Seroxat®) | Olanzapin (Zyprexa®) |
| Reboxetin (Edronax®, Solvex®) | Perazin (Taxilan®) |
| Sertralin (Zoloft®) | Perphenazin (Decentan®) |
| Tranylcypromin (Jatrosom®) | Pimozid (Orap®) |
| Trazodon | Pipamperon (Dipiperon®) |
| Trimipramin (Stangyl®) | Promethazin (Atosil®) |
| | Prothipendyl (Dominal®) |
| | Quetiapin (Seroquel®) |
| | Risperidon (Risperdal®) |
| | Sulpirid (Dogmatil®) |
| | Thioridazin (Melleril®) |
| | Ziprasidon (Zeldox®) |
| | Zuclopenthixol (Ciatyl Z®) |

Die Bioverfügbarkeit von **Levothyroxin** kann durch Einnahme mit Kaffee reduziert sein (Benvenga 2008). Ohnehin wird die Einnahme von Schilddrüsenhormonen mit Leitungswasser und mindestens 30 Minuten vor dem Frühstück empfohlen, da auch zweiwertige Kationen aus Milchprodukten die Resorption von Levothyroxin beeinträchtigen. Einschränkend sei jedoch erwähnt, dass diese Interaktion an Bedeutung verliert, wenn die nicht korrekten Einnahmebedingungen zumindest konstant bleiben und eine regelmäßige Laborkontrolle der klinischen Parameter erfolgt (▸ Kap. 4.2.2).

**Bisphosphonate** dürfen dagegen keinesfalls mit Kaffee eingenommen werden, da die ohnehin schon sehr geringe Bioverfügbarkeit von unter 1 % sich damit um weitere 60 % verringern kann (Gertz 1995).

### Zusammenfassung

- **Coffein** erhöht durch pharmakokinetische Interaktion in möglicherweise klinisch relevantem Ausmaß den Plasmaspiegel von Clozapin; umgekehrt wird die Bioverfügbarkeit von Coffein durch Fluvoxamin erhöht.
- Auf pharmakodynamischer Ebene kann Coffein die Wirkung von Methotrexat verringern; die zentral erregenden Eigenschaften von Coffein und Theophyllin addieren sich.
- Antidepressiva und Neuroleptika dürfen nie zusammen mit Kaffee oder schwarzem bzw. grünem Tee eingenommen werden, da die enthaltenen **Gerbstoffe** schwerlösliche Komplexe mit den Arzneistoffen bilden. Dasselbe gilt für zweiwertige Kationen aus Milchprodukten, Mineralwässern oder mineralstoffhaltige Nahrungsergänzungsmittel.
- Auch die Resorption von Schilddrüsenhormonen und Bisphosphonaten wird durch Kaffee reduziert.

## 4.2.7 Ballaststoffreiche Lebensmittel

Zu den sogenannten Ballaststoffen oder Nahrungsfasern gehören verschiedene pflanzliche Sekundärstoffe, die von der Verdauung im menschlichen Dünndarm ausgenommen sind und erst im Dickdarm ganz oder teilweise fermentativ abgebaut werden. Mit Ausnahme des Lignins, bei dem es sich um ein polyphenolisches Kondensationsprodukt handelt, gehören sie chemisch zu den Kohlenhydraten. Unterschieden werden die vor allem in Obst und Gemüse vorkommenden löslichen Ballaststoffe wie Pektin, Inulin und Schleimstoffe von unlöslichen Substanzen, die vor allem in Getreide und Hülsenfrüchten enthalten sind. Hierzu gehören beispielsweise Struktur- und Gerüstbildner wie Cellulose und Lignin.

### Ballaststoffe in Lebensmitteln

Ballaststoffe finden sich in nahezu allen Lebensmitteln pflanzlichen Ursprungs, ihr Gehalt nimmt jedoch durch Verarbeitungsprozesse wie Mahlen oder Schälen stark ab (Heseker 2014). Tierische Lebensmittel enthalten kaum oder keine Ballaststoffe. Einen Überblick über den Ballaststoffgehalt verschiedener Lebensmittel gibt ◻ Tab. 4.11. In Anlehnung an die englische Formulierung *dietary fiber* und zur Vermeidung des möglicherweise negativ

**Tab. 4.11** Ballaststoffgehalt ausgewählter Lebensmittel. Nach Heseker 2014

| Lebensmittel | Gehalt in g/100 g | Lebensmittel | Gehalt in g/100 g |
|---|---|---|---|
| Apfel | 2,0 | Haferflocken | 10,0 |
| Banane | 1,8 | Kartoffeln, gekocht | 1,6 |
| Beerenobst | 2,0 | Möhren | 3,6 |
| Croissant | 2,1 | Paprika | 3,6 |
| Eierteigwaren | 3,4 | Pflaume, getrocknet | 17,8 |
| Erbsen, frisch | 4,3 | Reis, unpoliert | 2,2 |
| Erbsen, getrocknet | 16,6 | Weizenmehl, Typ 405 | 4,0 |
| Erdnuss | 11,7 | Weizenvollkornbrot | 7,5 |
| Grünkohl | 4,2 | Weizenvollkornmehl | 13,3 |

behafteten Ausdrucks „Ballast" wird auch in der deutschsprachigen Literatur zunehmend von Nahrungsfasern gesprochen (Heseker 2014).

**DEFINITION** Als Ballaststoffe im Sinne des Lebensmittelrechts bezeichnet man essbare synthetische oder natürlich vorkommende Kohlenhydrate mit mindestens drei Monomeren, die im menschlichen Dünndarm weder verdaut noch absorbiert werden (Nährwert-Kennzeichnungsverordnung 2009).

## Physiologische Bedeutung

Unlösliche Ballaststoffe zeichnen sich durch ein hohes Wasserbindungsvermögen aus. Dadurch erhöht sich das Stuhlvolumen; die daraus folgende Dehnung der Darmwand regt die Darmperistaltik an und löst den Defäkationsreiz aus. Die löslichen Ballaststoffe weisen in vitro eine noch höhere Wasserbindungskapazität auf, allerdings wird diese in vivo durch ihre im Dickdarm stattfindende bakterielle Metabolisierung zu kurzkettigen Fettsäuren wie Acetat, Propionat und Butyrat wieder aufgehoben. Die Erhöhung des Stuhlvolumens bzw. -gewichts ist bei löslichen Ballaststoffen vor allem auf diesen fermentativen Abbau zurückzuführen, da sich die Masse des intestinalen Mikrobioms durch das gesteigerte Nahrungsangebot erhöht (Kasper 2009; Schulze-Lohmann 2012). Der stuhlregulierende Effekt der Ballaststoffe wird arzneilich zum Beispiel bei der Verwendung Indischer Flohsamenschalen gegen Obstipationen und auch Diarrhoen genutzt; die Schalen können das Vierzigfache ihres Gewichts an Wasser aufnehmen (Fachinformation Mucofalk®).

Aus der Quellfähigkeit und dem fermentativen Abbau der Ballaststoffe ergeben sich zahlreiche ernährungsphysiologisch erwünschte Aspekte:

- Die Dehnung der Magenwand führt zu einer vermehrten Ausschüttung von Sättigungshormonen (de Graaf 2004).

- Die Verzögerung der Magenentleerung und die verringerte Absorption von Glucose im Dünndarm durch die Bildung viskoser Gele oder Lösungen führt zu einer verbesserten postprandialen Glucose- und Insulinantwort (Pereira 2001; Heseker 2014).
- Auch die Resorption von Fetten aus dem Dünndarm wird durch die Gelbildung abgeschwächt (Heseker 2014).
- Die bei der Fermentation entstehenden kurzkettigen Fettsäuren regulieren die Proliferation und Differenzierung der Mukosazellen im Dickdarm (Meier 2014). Vor allem Butyrat spielt eine wichtige Rolle für die Barrierefunktion der Mukosa gegen die Translokation von Bakterien und Endotoxinen aus dem Darm in den Blutkreislauf (Kasper 2009). Auch eine protektive Wirkung gegen Kolorektalkarzinome gilt als wahrscheinlich (Ernährungsbericht DGE 2008).
- Die aus der Bildung der Fettsäuren resultierende pH-Wert-Senkung hemmt das Wachstum pathogener Bakterien (Heseker 2014).
- Die Rückresorption von Gallensäuren wird durch ihre Bindung an Ballaststoffe reduziert. So stehen sie vermehrt für die Cholesterolbildung zur Verfügung, wodurch sich dessen Resorption verringert. Auch Cholesterol selbst wird durch Ballaststoffe gebunden (Schulze-Lohmann 2012).
- Das beim Abbau von Fleisch und anderen eiweißhaltigen Lebensmitteln entstehende Ammoniak wird gebunden, dadurch werden Leber und Niere entlastet (Schulze-Lohmann 2012).
- Die Anregung der Darmperistaltik durch das erhöhte Stuhlvolumen verkürzt die Transitzeit des Chymus und wirkt so Obstipationen entgegen.

Die Quellfähigkeit der Ballaststoffe kommt durch die Ausbildung von Wasserstoffbrückenbindungen zwischen Wassermolekülen und den Hydroxylgruppen im Kohlenhydratgrundgerüst der Ballaststoffe zustande. Daraus ergibt sich, dass hydrophile Arzneistoffe z. B. über ihre Hydroxyl- oder Aminogruppen von Ballaststoffen adsorbiert werden können. Im Falle des Pektins kann die Adsorption auch durch Ionenaustausch erfolgen (Heseker 2014): Die freien Carbonsäuregruppen der als Monomer enthaltenen Galacturonsäuren dissoziieren in wässriger Lösung, sodass die entstehenden Carboxylatgruppen Komplexe mit mehrwertigen Kationen bilden können.

4

## Interaktionen mit einzelnen Arzneistoffen/Arzneistoffgruppen

### Levothyroxin

Wie bereits in ▸ Kap. 4.2.2 zu Milch und Milchprodukten und in ▸ Kap. 4.2.6 zu Tee und Kaffee dargestellt, sollte die Einnahme des Schilddrüsenhormons Levothyroxin nüchtern erfolgen, vorzugsweise 30 Minuten vor dem Frühstück mit Leitungswasser. Ein weiterer Grund für diese Empfehlung sind unspezifische Adsorptionseffekte des Arzneistoffs an in der Nahrung enthaltene Ballaststoffe. Wenn Patienten unter einer Therapie mit Levothyroxin ihre Ballaststoffaufnahme reduzieren, verringert sich die zur Einstellung einer euthyreoten Stoffwechsellage notwendige Dosis an Levothyroxin (Liel 1996). Bei wechselnden Ernährungsgewohnheiten mit schwankender Ballaststoffzufuhr unterliegt die Bioverfügbarkeit des Hormons starken Fluktuationen, was sich klinisch in einer Hypo- oder Hyperthyreose äußern kann. Bei der ohnehin empfohlenen nüchternen Einnahme spielt die Zusammensetzung der in ausreichendem zeitlichem Abstand verzehrten Nahrung keine relevante Rolle mehr.

Vorsicht ist bei der gleichzeitigen Einnahme sogenannter **Präbiotika** geboten. Hierbei handelt es sich um ballaststoffhaltige Nahrungsergänzungsmittel, die das Wachstum von Milchsäurebakterien anregen und so die Darmflora positiv beeinflussen sollen. Diese müssen in mehrstündigem Abstand zu Levothyroxin eingenommen werden. Den Patienten dürfte nicht immer klar sein, dass derartige Präparate in diesem Fall als Nahrungsmittel anzusehen sind und die gleichzeitige Einnahme mit Levothyroxin dessen Nüchterneinnahme widerspricht. Nebenbei bemerkt sind die gesundheitsfördernden Eigenschaften von Ballaststoffen als Nahrungsbestandteil nicht ohne weiteres auf entsprechende Nahrungsergänzungsmittel zu übertragen (Schulze-Lohmann 2012). Zudem birgt deren Einnahme die Gefahr, eine bestehende ungünstige Lebensmittelauswahl zu rechtfertigen und damit beizubehalten.

### Statine

Für den HMG-CoA-Reduktasehemmer Lovastatin wurde postuliert, dass seine Resorption durch gleichzeitig anwesende Ballaststoffe verringert wird (Richter 1991). Diese Aussage geht allerdings auf eine Untersuchung an drei Patienten zurück, die unter Therapie mit 80 mg Lovastatin bei gleichzeitiger Einnahme von 15 g Pektin einen Anstieg des LDL-Cholesterins zeigten. Umgekehrt sank der LDL-Spiegel bei zwei anderen Patienten, nachdem sie aufgehört hatten, täglich 50–100 g Weizenkleie zu sich zu nehmen. Bei der Beurteilung dieser Ergebnisse sollte jedoch beachtet werden, dass diese vielfach zitierte Studie weder randomisiert noch verblindet war und äußerst kleine Patientenzahlen aufweist. Es kann nicht sicher ausgeschlossen werden, dass es sich hier um einen Zufallsbefund handelt, dessen Verbreitungsgrad in keinem Verhältnis zum Wahrheitsgehalt steht. Größere und qualitativ hochwertigere Studien zur Unterstützung dieser Hypothese sind bisher nicht publiziert – lediglich am Mausmodell wurden ähnliche Effekte beschrieben (Eussen 2011).

**MERKE** Die häufig postulierte Hypothese, dass Statine durch Ballaststoffe in ihrer Resorption gehemmt werden, ist zwar plausibel, bislang aber nicht ausreichend belegt.

Zur Klärung der möglicherweise durch Ballaststoffe beeinträchtigten Bioverfügbarkeit von Statinen sind dringend weitere Studien erforderlich. Auf keinen Fall darf die – bislang nur unzureichend belegte – mögliche Interaktion zwischen Statinen und Ballaststoffen dazu führen, dass einem Patienten unter Statintherapie zu einer ballaststoffarmen Ernährung geraten wird. Im Gegenteil sollten sich gerade Patienten mit hohem Cholesterinspiegel faserreich ernähren, da den Ballaststoffen selbst ein gewisses lipidsenkendes Potenzial zugesprochen wird (Bell 1990; Davidson 1991). Da es sich bei der Statintherapie außerdem in der Regel um eine Dauertherapie handelt, dürften auch gelegentliche ballaststoffbedingte Einschränkungen in der Resorption des Statins für den Therapieverlauf nur eine untergeordnete Rolle spielen. Falls bei einem Patienten unerklärliche Schwankungen im Cholesterinspiegel bzw. eine Wirkungslosigkeit des Statins festgestellt werden, kann jedoch erwogen werden, seine Ernährungsgewohnheiten im Hinblick auf den Ballaststoffgehalt des Abendessens (optimaler Einnahmezeitpunkt des Statins!) möglichst konstant zu halten.

#### Trizyklische Antidepressiva

Die gleichzeitige Einnahme von trizyklischen Antidepressiva mit Ballaststoffen kann deren Bioverfügbarkeit beeinträchtigen (Stewart 1992). Dies konnte zum Beispiel für Doxepin und Desipramin in Anwesenheit von Kleie gezeigt werden. Da es sich häufig um basische Arzneistoffe handelt, scheint eine ionische Wechselwirkung beispielsweise mit den Galakturonsäuregruppen im Pektin plausibel. Der Nachweis der klinischen Relevanz dieser Interaktion steht jedoch noch aus.

#### Paracetamol

Neben der unspezifischen Wirkverzögerung oral eingenommener Analgetika durch eine verlängerte Verweildauer im gefüllten Magen verzögern speziell die in der Nahrung enthaltenen Ballaststoffe im Falle des Paracetamols die Absorption und damit den Eintritt der schmerzlindernden Wirkung (Yaheya 2009). Da Paracetamol im Gegensatz zu den nichtsteroidalen Antirheumatika weniger problematisch in Bezug auf die gastrointestinale Verträglichkeit ist, die eine Einnahme zum Essen erforderlich machen würde, kann grundsätzlich auch zu einer Nüchterneinnahme geraten werden.

#### Herzwirksame Glykoside

Wegen der geringen therapeutischen Breite der herzwirksamen Glykoside ist eine möglichst gleichbleibende Resorptionsrate essenziell zur Sicherstellung ausreichender Wirksamkeit und zur Vermeidung unerwünschter Wirkungen. Die bei Einnahme mit ballaststoffreicher Nahrung beobachtete Beeinträchtigung der Bioverfügbarkeit von Digoxin ist zwar in der Theorie problematisch (Johnson 1987), wenn jedoch die Zusammensetzung der Nahrung – insbesondere der Mahlzeit in zeitlicher Nähe zur Einnahme des Digoxins – bezüglich der enthaltenen Ballaststoffe ungefähr konstant bleibt, ist diese Wechselwirkung in der Praxis zu vernachlässigen. Eine Nüchterneinnahme wie bei Levothyroxin ist nicht erforderlich. Bei einer diätetisch begründeten Umstellung der Ernährung hin zu vermehrtem Ballaststoffverzehr ist jedoch eine Kontrolle des Glykosid-Plasmaspiegels anzuraten.



### Ernährungsmedizinische Bedeutung der Ballaststoffe

Das Wissen um die beschriebenen Interaktionen darf nicht zu dem falschen Schluss führen, einem Patienten unter Therapie mit einem der genannten Arzneistoffe zur ballaststoffarmen Ernährungsweise zu raten. Ballaststoffreiche Lebensmittel wie Obst, Gemüse und Vollkornprodukte sind wichtige Bestandteile einer ausgewogenen Ernährung und unbedingt zu empfehlen. Im Unterschied zu in anderen Kapiteln beschriebenen, möglicherweise problematischen Nahrungsbestandteilen stellt der Verzicht auf Ballaststoffe zur Vermeidung von Wechselwirkungen keine sinnvolle Option dar.

**MERKE** Auch Patienten, die mit Levothyroxin, Statinen, Antidepressiva oder Herzglykosiden behandelt werden, dürfen und sollen sich ballaststoffreich ernähren.

Ballaststoffe spielen eine wichtige Rolle in der Prävention zahlreicher ernährungsmitbedingter Erkrankungen, die unter anderem auf eine nicht optimale Ernährungsweise zurückzuführen sind. Die protektive Wirkung einer ballaststoffreichen Ernährung auf Krankheiten wie Adipositas, Diabetes mellitus, Dyslipoproteinämien, Hypertonie und koronare Herzkrankheit wird diskutiert und kann vor allem bezüglich eines hohen Verzehrs von Vollkornprodukten als gut belegt gelten (Schulze-Lohmann 2012; DGE 2012). Die beim fermentativen Abbau entstehenden kurzkettigen Fettsäuren sollen eine antiinflammatorische Wirkung bei chronisch-entzündlichen Darmerkrankungen wie Morbus Crohn oder Colitis ulcerosa besitzen; hierfür fehlt jedoch bisher der klinische Beleg (Meier 2014). Die mediane Zufuhr an Ballaststoffen beträgt in Deutschland ca. 23 g/Tag (Frauen) bzw. 25 g/Tag (Männer) (Max-Rubner-Institut 2008). Damit liegen 75 % aller Frauen und 68 % aller Männer unter der empfohlenen Zufuhrmenge von mindestens 30 g/Tag (DGE 2012). Diese allgemeine Zufuhrempfehlung für Ballaststoffe deckt sich auch mit den Empfehlungen zur Prävention des kolorektalen Karzinoms (S3-Leitlinie 2014). Insgesamt erscheint eine Steigerung der nutritiven Ballaststoffzufuhr also vorteilhaft zur Prävention ernährungsassoziierter Erkrankungen. Daher sollten Patienten unabhängig von ihrer Medikation zu einer ballaststoffreichen Ernährungsweise mit mindestens fünf Portionen Obst und Gemüse pro Tag und reichlich Vollkornprodukten geraten werden (Schulze-Lohmann 2012).

Nur in speziellen klinischen Situationen ist eine explizit ballaststoffarme Ernährungsweise angezeigt. Eine eventuelle Umstellung der Ernährungsweise hin zu einem höheren Ballaststoffgehalt kann durch den erhöhten fermentativen Abbau im Dickdarm und die daraus resultierende Gasbildung unangenehme Wirkungen wie Blähungen und Völlegefühl verursachen und sollte daher schrittweise erfolgen (Schulze-Lohmann 2014). Obwohl im Sinne einer ausgewogenen Ernährung und der Prävention kardiovaskulärer und Stoffwechselerkrankungen grundsätzlich zu begrüßen, darf eine solche Umstellung bei Patienten unter Therapie mit Levothyroxin oder Digoxin nicht ohne begleitende Kontrollen vorgenommen werden. Wie oben beschrieben, kann dies zu einer verminderten Bioverfügbarkeit der genannten Substanzen führen; ihr Spiegel muss daher während der Umstellungsphase engmaschig überwacht werden.

### Zusammenfassung

- Über unspezifische Adsorptionseffekte kann ballaststoffreiche Nahrung die Bioverfügbarkeit bestimmter Arzneistoffe reduzieren; klinisch relevant ist dies vor allem für Levothyroxin, das aus verschiedenen Gründen ohnehin nüchtern vor dem Frühstück eingenommen werden soll. Unter der Voraussetzung konstanter Ernährungsgewohnheiten ist der Effekt bei Statinen und Herzglykosiden in der Dauertherapie zu vernachlässigen.
- Aufgrund der vielfältigen ernährungsphysiologisch erwünschten Effekte ist eine ballaststoffreiche Ernährungsweise mit viel Obst, Gemüse und Vollkornprodukten grundsätzlich zu empfehlen, während eine ballaststoffarme Ernährung zur Vermeidung von Wechselwirkungen mit Arzneistoffen keinesfalls sinnvoll ist.
- Eine Umstellung der Ernährung hin zu einem höheren Ballaststoffgehalt muss bei gleichzeitiger Einnahme von Levothyroxin oder herzwirksamen Glykosiden aufgrund möglicher Schwankungen in der Bioverfügbarkeit medizinisch begleitet werden.

## 4.2.8 Proteinreiche Lebensmittel

Proteine sind aus Aminosäuren zusammengesetzte Makromoleküle. Sie erfüllen im Körper vielfältige Aufgaben, z. B. als Struktur- und Speicherproteine oder als Enzyme zur Katalyse biochemischer Prozesse. Aus der Nahrung aufgenommene Proteine dienen nach ihrer Aufspaltung in einzelne Aminosäuren als Quelle für die Neusynthese körpereigener Eiweiße. Eine besondere Bedeutung besitzen dabei die essenziellen Aminosäuren Valin, Leucin, Isoleucin, Methionin, Tryptophan, Threonin, Phenylalanin, Lysin und Histidin, die nicht endogen gebildet werden können.

Nahrungsmittel weisen einen unterschiedlichen Proteingehalt auf. Besonders reich an Proteinen sind Fleisch, Fisch, Milchprodukte, Eier und Hülsenfrüchte. Die allgemein empfohlene tägliche Proteinzufuhr beträgt etwa 0,8 g pro Kilogramm Körpergewicht (D-A-CH-Referenzwerte). Eine vegetarische oder vegane Ernährungsweise erfordert eine erhöhte Eiweißzufuhr (z. B. aus Sojaprodukten), um den physiologischen Proteinbedarf zu decken.

### Levodopa

In der Nahrung enthaltene Proteine können ebenso wie Ballaststoffe die Resorption gleichzeitig eingenommener Arzneistoffe reduzieren. Die klinische Relevanz dieser Interaktion wurde bisher vor allem für das Parkinsonmittel Levodopa beschrieben. In Kombination mit einem Dopadecarboxylasehemmer wird es als Vorstufe des Neurotransmitters Dopamin eingesetzt, das bei Morbus Parkinson durch einen fortschreitenden Verlust dopaminerger Nervenzellen in der Substantia nigra nicht in ausreichendem Maße zur Verfügung steht. Dadurch kommt es zu den typischen Symptomen einer Parkinsonerkrankung: die sogenannten Plus-Symptome Rigor, Ruhetremor, Standunsicherheit und Sprachstörungen sowie eine Hypokinese bzw. Akinesie als Minus-Symptome (Mutschler 2013).

Die klinische Bedeutung dieser Wechselwirkung konnte in zahlreichen Studien gezeigt werden. Mit Levodopa behandelte Ratten weisen beispielweise eine niedrigere Dopaminkonzentration im Corpus striatum auf, wenn sie mit proteinreicher Nahrung gefüttert werden (Brannan 1991). Am Menschen wurden um ca. ein Drittel reduzierte Plasmaspiegel von Levodopa und später erreichte Spitzenspiegel gemessen, wenn die Einnahme mit einer Mahlzeit erfolgte (Nutt 1984). Der verzögerte Wirkungseintritt kann vor allem morgens eine große Rolle spielen, wenn der Patient mitunter auf den Wirkeintritt seines Arzneimittels angewiesen ist, um überhaupt aufstehen zu können. Auch im Laufe des Tages sind schnelle Wirkungseintritte im Hinblick auf die Planbarkeit der Therapie und die Möglichkeit der Reaktion auf plötzlich einsetzende Akinesien wünschenswert.

#### Mechanismus der Interaktion

Dass für diese Resorptionseinschränkung die in der Nahrung enthaltenen Proteine verantwortlich sein müssen, zeigt sich im Umkehrschluss durch eine klinische Verbesserung der Symptomatik bzw. einen niedrigeren Bedarf an Levodopa, wenn sich Parkinson-Patienten unter Levodopatherapie proteinarm ernähren (Eriksson 1988; Mena 1975). Eindrucksvoll belegt wurde dies durch eine Studie von Pincus et al: Während Patienten unter einer proteinreichen Ernährung trotz gleichbleibender Levodopadosis die meiste Zeit des Tages durch Bradykinesien immobilisiert waren, sprachen sie bei einer nahezu proteinfreien Diät sehr gut auf Levodopa an, was sich in reduzierter Fluktuationssymptomatik trotz bis zu 41 % verringerter Levodopadosis äußerte (Pincus 1987).

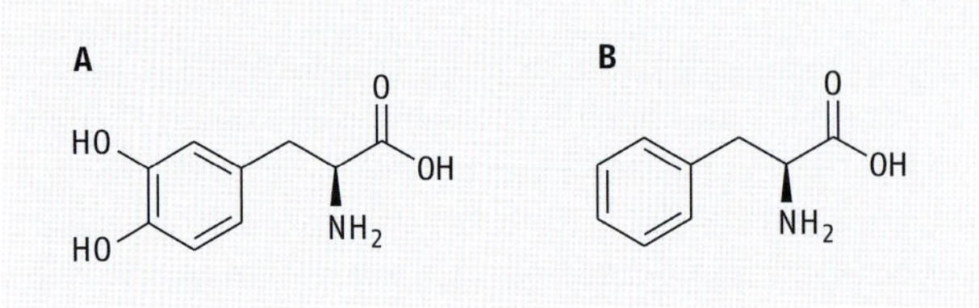


**Abb. 4.14** Strukturformeln von A Levodopa (L-3, 4-Dihydroxyphenylalanin), B L-Phenylalanin

Bezüglich des Mechanismus der **Resorptionsbeeinträchtigung** werden verschiedene Ansätze diskutiert. Levodopa stellt strukturell eine Aminosäure dar und wird nach der Resorption im Dünndarm und dem Übertritt durch die Blut-Hirn-Schranke zu Dopamin decarboxyliert. Die Resorption findet dabei nur in einem kurzen Abschnitt innerhalb des Duodenums (sog. Resorptionsfenster) statt. Hier kann es zu Konkurrenzvorgängen zwischen Levodopa und den Aminosäuren aus der Nahrung um die aktiven Transportmechanismen kommen (Klinke 2009). Die gleichzeitige Einnahme mit proteinreicher Nahrung könnte daher die Resorption von Levodopa kompetitiv hemmen (Biesalski 2010). Da die Resorption nach Nüchterneinnahme nur über einen Zeitraum von maximal vier Stunden zu beobachten ist (Weitschies 2013), ist auch die Einnahme retardierter Arzneiformen tagsüber nicht sinnvoll, denn die retardierte Kapsel würde von der Darmperistaltik am Resorptionsfenster vorbei transportiert und der Wirkstoff unresorbiert wieder ausgeschieden. Die resultierende Notwendigkeit teils sehr kurzer Einnahmeintervalle zur Vermeidung motorischer Fluktuationen kann die Koordination mit der Verteilung der Mahlzeiten über den Tag überaus kompliziert machen und stellt hohe Ansprüche an die Kooperation und Therapieadhärenz von Patienten, Angehörigen und Pflegepersonal. Eine Alternative stellen Gele mit Levodopa dar, die mittels einer implantierten tragbaren Pumpe direkt ins Duodenum appliziert werden (z. B. Duodopa®). Einem konstanteren Plasmaspiegel steht hier jedoch ein größerer apparativer Aufwand entgegen.

Eine andere Erklärung für eine instabile klinische Symptomatik bei gleichzeitigem Verzehr proteinreicher Nahrung betrifft den Transport von Levodopa ins Gehirn. Dieser Transport erfolgt über Carrierproteine an der **Blut-Hirn-Schranke**, an denen es ebenfalls zu Konkurrenzvorgängen mit aus der Nahrung freigesetzten Aminosäuren kommen kann. Dadurch steht dem Gehirn weniger Dopamin zur Verfügung. Für diese Hypothese spricht, dass sich das klinische Bild bei Patienten unter kontinuierlicher intravenöser Applikation von Levodopa bei proteinreicher Ernährung verschlechterte, obwohl die Plasmakonzentrationen konstant blieben. Der identische Effekt zeigt sich bei oraler Gabe von Phenylalanin, Leucin und Isoleucin, nicht jedoch bei Glycin und Lysin. Daraus kann man ableiten, dass vor allem große neutrale Aminosäuren mit Levodopa um den Carrier konkurrieren (Nutt 1984). Dies erscheint auch im Hinblick auf die strukturelle Ähnlichkeit zum Beispiel zwischen Levodopa und Phenylalanin plausibel (Abb. 4.14).

Als weiterer Mechanismus wird diskutiert, dass die Schwankungen im Levodopa-Plasmaspiegel bei gleichzeitiger Nahrungsaufnahme nicht mit Resorptions- oder Transportvorgängen zusammenhängen, sondern einer **mangelhaften Durchmischung im Magen** und damit einer nicht kontinuierlichen Weitergabe in den Dünndarm geschuldet sind (Weitschies, Mehnert 2014). Wenn die Einnahme nüchtern erfolgt, wird jedoch auch dieser mögliche Störmechanismus umgangen.

### Klinische Relevanz

Schwankende Plasmaspiegel von Levodopa sind vor allem im Hinblick auf die gefürchtete On-off-Symptomatik bei Parkinson problematisch. Ohnehin kommt es unter der Therapie mit Levodopa nach 3–5 Jahren bei den meisten Patienten wiederholt zu plötzlichem Wirkverlust und ebenso abruptem Wiedereinsetzen der Wirkung, nachdem sie vorher mehrere Jahre lang mit der anfangs üblichen dreimal täglichen Dosierung stabil eingestellt waren. Als Gründe hierfür kommen unter anderem der fortschreitende Verlust dopaminerger Neurone in der Substantia nigra und die damit verbundene abnehmende Speicherkapazität für Dopamin sowie eine veränderte Rezeptorsensibilität in Betracht (Mutschler 2013); auch pharmakokinetische Ursachen werden diskutiert (Aktories 2013). Die Lebensqualität der Patienten sowie die Möglichkeit zur Partizipation am Alltag werden durch derartige unvorhersehbare Schwankungen in der Beweglichkeit erheblich beeinträchtigt.

■ **DEFINITION** Fluktuationen in der Wirksamkeit von Levodopa, die durch einen plötzlichen Wechsel zwischen guter Beweglichkeit und Akinesie gekennzeichnet sind, bezeichnet man als On-off-Phänomen.

Ernährungsbedingte Schwankungen in der Levodopakonzentration können diesen Effekt weiter verstärken. Zur Vermeidung dieser extrem belastenden Komplikation muss die Einnahme von Levodopa 30–60 Minuten vor einer Mahlzeit erfolgen. Besonders zu beachten ist außerdem, dass bei Parkinson-Patienten häufig eine reduzierte gastrointestinale Motilität vorliegt, sodass auch die Magenentleerung verzögert sein kann (Biesalski 2010). Ein sonst üblicher Sicherheitsabstand bei der Arzneimitteleinnahme von ein oder zwei Stunden **nach** den Mahlzeiten ist deshalb für Levodopa meist nicht ausreichend. Eine eventuell kontinuierlich laufende Sondenernährung muss unterbrochen werden, was in der Praxis bei meist mehrmals täglicher Arzneimitteleinnahme unter Umständen sehr schwierig umzusetzen ist. Falls diese Empfehlung im Einzelfall nicht befolgt werden kann, muss bei gleichbleibender Nahrungszusammensetzung eventuell die Levodopadosis erhöht werden, um die oben beschriebenen Resorptionsbeeinträchtigungen zu kompensieren.

■ **MERKE** Die Einnahme von Levodopapräparaten muss 30–60 Minuten vor einer Mahlzeit erfolgen, um eine konstante Resorption zu gewährleisten und symptomatische Fluktuationen zu vermeiden.

### Therapeutische Konsequenzen

Unabhängig vom Mechanismus der Levodopa-Protein-Interaktion ist eine eiweißarme oder gar eiweißfreie Diät aus ernährungsmedizinischer Perspektive nicht empfehlenswert, auch wenn sich hierdurch eine Verlängerung der on-Phasen erreichen lässt (Eriksson 1988). Proteine sind wichtige Bestandteile einer ausgewogenen Ernährungsweise und in ihrer Funktion nicht durch andere Nährstoffe zu ersetzen. Gerade in ihrer Mobilität oft eingeschränkte Parkinson-Patienten benötigen proteinreiche Nahrung unter anderem zum Erhalt der Muskelmasse. Mehrere Untersuchungen zeigen jedoch, dass es vorteilhaft ist, die Proteinzufuhr tagsüber möglichst gering zu halten und eiweißreiche Mahlzeiten auf den Abend zu verlegen (Karstaedt 1992; Bracco 1991; Pincus 1987). So kann die

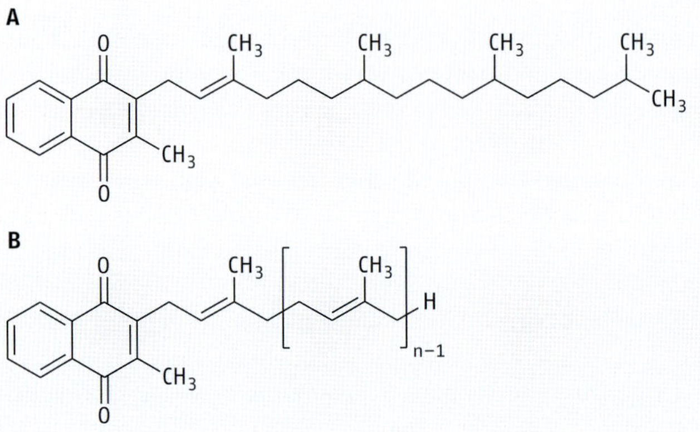

**Abb. 4.15** Strukturformeln von **A** Vitamin $K_1$ (Phyllochinon), **B** Vitamin $K_2$ (Menachinon-n)

proteinbedingte Wirksamkeitsbeeinträchtigung von Levodopa zumindest im Tagesablauf vermieden werden, wodurch der Patient in der Bewältigung seines Alltags möglichst wenig eingeschränkt wird.

**CAVE Trotz möglicher Interaktionen von Levodopa mit Nahrungsproteinen sollte Parkinson-Patienten aus ernährungsphysiologischen Gründen nicht zu einer eiweißarmen Ernährung geraten werden! Eiweißreiche Mahlzeiten sollten jedoch möglichst auf den Abend verlegt werden.**

Bei anderen Arzneistoffen, die im Rahmen der pharmakologischen Parkinsontherapie eingesetzt werden, tritt die beschriebene Proteininteraktion aufgrund der strukturellen Unterschiede zu Aminosäuren übrigens nicht auf. Zu Beginn der Parkinson-Erkrankung wird in der Regel ein Dopamin-Agonist oder NMDA-Antagonist eingesetzt, um den bei Dauertherapie unvermeidlichen Wirkverlust von Levodopa hinauszuzögern. Solange also kein Levodopa eingenommen wird, haben Parkinson-Patienten hinsichtlich möglicher Arzneimittel-Lebensmittel-Interaktionen keine Einschränkungen bezüglich ihrer Ernährungsweise zu beachten.

**Praxisbeispiel**

Gerade die bei Morbus Parkinson häufig auftretenden Schluckstörungen können Patienten, Angehörige oder Pflegepersonal dazu verleiten, Levodopapräparate in Quark, Joghurt oder Pudding einzurühren, um den Schluckvorgang zu erleichtern. Der Kontakt von Levodopa mit diesen eiweißreichen Speisen ist jedoch unbedingt zu vermeiden, um die Wirksamkeit von Levodopa zu erhalten.

### Zusammenfassung

- Die Wirkung von Levodopa wird durch proteinreiche Nahrung in klinisch relevantem Ausmaß beeinträchtigt. Als mögliche Mechanismen werden Konkurrenzvorgänge bei der intestinalen Resorption oder dem Übertritt durch die Blut-Hirn-Schranke sowie Resorptionsschwankungen infolge einer nicht gleichmäßigen Durchmischung des Nahrungsbreis im Magen diskutiert.
- Um den proteinbedingten Wirkverlust zu vermeiden, sollte Levodopa niemals zusammen mit Milchprodukten und grundsätzlich 30–60 Minuten vor einer Mahlzeit eingenommen werden.
- Trotz der möglichen Interaktion von Levodopa mit Nahrungsproteinen ist auch bei Patienten mit Morbus Parkinson eine proteinarme Ernährung nicht indiziert und ernährungsphysiologisch nicht sinnvoll. Proteinreiche Mahlzeiten sollten möglichst auf den Abend verlegt werden.

## 4.2.9 Vitamin-K-reiches Gemüse

Das fettlösliche Vitamin K kommt in größeren Mengen in verschiedenen grünen Gemüsesorten vor, z. B. in Kopf- oder Feldsalat, Kohl, Spinat, Brokkoli und Hülsenfrüchten (Souci, Fachmann, Kraut 2011). Die Varianten $K_1$ und $K_2$ unterscheiden sich durch die Struktur ihrer Seitenkette (**o** Abb. 4.15). Das in grünen Pflanzenteilen enthaltene Vitamin $K_1$ (Phytomenadion, Phyllochinon) wird vom menschlichen Organismus zum Teil in das physiologische Vitamin $K_2$ (Menachinon-n) umgewandelt. Menachinon wird außerdem endogen von Darmbakterien gebildet. Eine ausgewogene Mischkost enthält in der Regel ausreichende Mengen Vitamin K. Zu Mangelzuständen mit einer erhöhten Blutungsneigung kann es aber kommen, wenn z. B. bei Gallengangverschluss oder Stauungsikterus nicht ausreichend Gallenflüssigkeit im Darm vorhanden ist, um das fettlösliche Vitamin zu emulgieren und seine Resorption zu ermöglichen (Mutschler 2013).

### Physiologische Bedeutung

Physiologisch ist Vitamin K an der hepatischen Synthese der sogenannten Vitamin-K-abhängigen Gerinnungsfaktoren II, VII, IX und X sowie der Proteine C und S beteiligt. Die eigentliche Wirkform, das Vitamin-K-Hydrochinon, fungiert als Coenzym bei der für die Aktivierung erforderlichen Carboxylierung dieser Proteine und wird dabei selbst zu Vitamin-K-Epoxid oxidiert (**o** Abb. 4.16). Durch die Enzyme Vitamin-K-Epoxid-Reduktase und Vitamin-K-Chinon-Reduktase wird das Epoxid in zwei Schritten wieder zur Hydrochinonform reduziert und steht für den nächsten Zyklus zur Verfügung.

### Interaktionen mit einzelnen Arzneistoffen/Arzneistoffgruppen

#### Vitamin-K-Antagonisten

Vitamin-K-Antagonisten wie die Cumarinderivate Warfarin (Coumadin®) und Phenprocoumon (Marcumar® u. a.) hemmen die beiden Reduktasen des Vitamin-K-Zyklus und unterbinden so die Synthese der Vitamin-K-abhängigen Gerinnungsfaktoren (**o** Abb. 4.16), wodurch sie die Gerinnungsfähigkeit des Blutes herabsetzen. Entsprechend können hohe Dosen Vitamin K die Wirkung von Warfarin oder Phenprocoumon aufheben. Dies macht

4

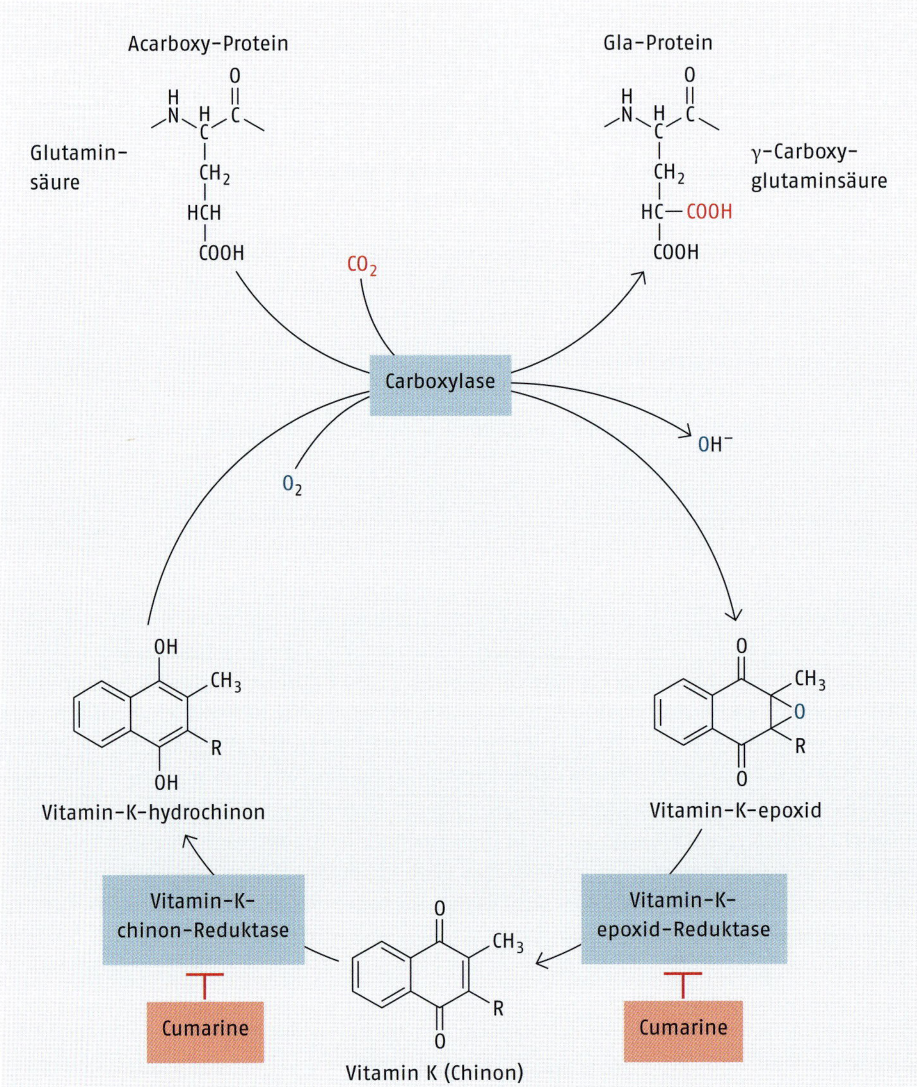


**Abb. 4.16** Wirkmechanismus von Vitamin K und Angriffspunkte der Cumarine. Nach Aktories et al. 2013

man sich einerseits bei der Verwendung von Phytomenadion als Antidot bei Überdosierungen mit Cumarinen zunutze.

Andererseits erscheint auf den ersten Blick die in der Vergangenheit häufig ausgesprochene Empfehlung pharmakologisch plausibel, bei Therapie mit Phenprocoumon oder Warfarin möglichst auf Vitamin-K-reiches Gemüse zu verzichten (sogenannte „Marcumar-Diät"). Theoretisch können große Mengen Vitamin K die antikoagulatorische Wirkung der Cumarine antagonisieren und so thromboembolische Ereignisse begünstigen. Ihre Empfehlung ist jedoch aus mehreren Gründen überholt (Biesalski 2010):

- Ernährungsmedizinisch ist es nicht sinnvoll, vom Verzehr Vitamin-K-reicher Gemüsesorten wie Brokkoli, Kohl oder Hülsenfrüchten abzuraten. Diese Nahrungsmittel sind ein sinnvoller Bestandteil einer abwechslungsreichen Mischkost und weisen neben Vitamin K einen hohen Gehalt an Ballaststoffen und anderen Vitaminen auf.
- Der Effekt Vitamin-K-haltiger Lebensmittel auf die Blutgerinnung wird erst bei sehr einseitiger Nahrungsumstellung und sehr großen Mengen klinisch relevant. Bei ausgewogener und relativ gleichmäßiger Ernährung sind keine Komplikationen zu erwarten.
- Eventuelle ernährungsbedingte Schwankungen in der Wirkung der Antikoagulanzien sind durch die ohnehin übliche, engmaschige INR-Kontrolle leicht zu detektieren und können gegebenenfalls durch Dosisanpassung kompensiert werden.

**MERKE** Die Empfehlung, bei Einnahme von Vitamin-K-Antagonisten auf Vitamin-K-reiches Gemüse zu verzichten, klingt zwar naheliegend, ist aber ernährungsmedizinisch überholt. Die in der Vergangenheit häufig propagierte, gemüsearme „Marcumar-Diät" ist nicht erforderlich, allerdings sollten die Ernährungsgewohnheiten unter der Therapie mit Vitamin-K-Antagonisten möglichst konstant gehalten werden. Drastische und stark einseitige Ernährungsumstellungen können sich tatsächlich auf den Vitamin-K-Stoffwechsel auswirken und sollten stets von engmaschigen INR-Kontrollen und ggf. Dosisanpassungen begleitet werden.

Zur Verdeutlichung der Dimensionen dient folgendes Beispiel: Nach einer Überdosierung mit Cumarinderivaten werden bei asymptomatisch erhöhten INR-Werten oder leichten Blutungen 5–10 mg Phytomenadion oral gegeben, um den INR wieder in den therapeutischen Bereich abzusenken. Das heißt, auch zur relevanten Beeinflussung der Blutgerinnung durch die Nahrung wären ähnliche Zufuhrmengen an Vitamin K erforderlich.

Vitamin-K-reiches Gemüse wie Brokkoli oder Spinat besitzt einen Vitamin-K-Gehalt von 155 µg/100 g bzw. 300 µg/100 g (Souci, Fachmann, Kraut 2011). Man müsste also jeweils mehr als ein Kilogramm dieser beiden Gemüsesorten verzehren, um 5 mg Vitamin K zu sich zu nehmen. Derart große Mengen sind im Rahmen einer abwechslungsreichen Mischkost kaum realistisch. Lediglich bei drastischen Maßnahmen wie dem Wechsel von einer Vollkost zu einer reinen Salatdiät sind klinisch relevante Wechselwirkungen zu erwarten. Solche gravierenden Ernährungsumstellungen sollten entsprechend vorher mit dem behandelnden Arzt besprochen oder direkt gemieden werden.

### Neue orale Antikoagulanzien

Aufgrund des von den Cumarinderivaten abweichenden Wirkmechanismus ist bei den neuen oralen Antikoagulanzien (NOAK) selbst bei sehr hoher oder sehr niedriger Vitamin-K-Zufuhr nicht mit Wechselwirkungen zu rechnen: Apixaban, Edoxaban und Rivaroxaban wirken als direkte Faktor-Xa-Inhibitoren, Dabigatran als direkter Thrombin-Inhibitor. Die Vitamin-K-abhängige Synthese der Gerinnungsfaktoren wird jedoch nicht beeinflusst. Auch bei Thrombozytenaggregationshemmern und Heparinderivaten sind keine Interaktionen zu erwarten. Für Laien ist diese Differenzierung zwischen den verschiedenen, häufig pauschal als „Blutverdünner" bezeichneten Substanzklassen jedoch nicht immer ersichtlich.

**Zusammenfassung**

- Auch Patienten unter Therapie mit Phenprocoumon oder Warfarin können im Rahmen einer ausgewogenen Mischkost und unter regelmäßiger INR-Kontrolle Vitamin-K-reiches Gemüse in den üblichen Verzehrmengen zu sich nehmen. Klinisch relevant wird die theoretisch mögliche Beeinträchtigung der antikoagulativen Wirkung durch das Vitamin K aus der Nahrung erst bei sehr einseitigen und stark gemüselastigen Diätformen.
- Eine diätetische Restriktion hinsichtlich des Gemüseverzehrs unter der Therapie mit Phenprocoumon oder Warfarin besteht nicht; vielmehr sollten auch diese Patienten nicht auf die gesundheitlichen Vorteile einer gemüsehaltigen Mischkost verzichten.
- Gravierende Ernährungsumstellungen – in welcher Weise auch immer – sollten bei Patienten unter antikoagulativer Therapie mit Cumarinderivaten stets von einer besonders engmaschigen INR-Kontrolle begleitet werden.

### 4.2.10 Lakritz

Übliche Lakritzwaren enthalten nach deutschem Lebensmittelrecht neben Zucker, Mehl, Gelatine und weiteren Zutaten mindestens 3 % Süßholzsaft (*Liquiritiae succus*) (Richtlinie für Zuckerwaren 2012). Hierbei handelt es sich um den eingedickten Extrakt der Wurzeln des Süßholzstrauches *Glycyrrhiza glabra* aus der Familie der Fabaceae. In diesen Produkten ist in sehr variablen Mengen auch Glycyrrhizin enthalten (o Abb. 4.17). Glycyrrhizin ist der Hauptinhaltsstoff der Süßholzwurzel, der eine ca. 150-fach stärkere Süßkraft aufweist als Saccharose (Hunnius 2004). Das intestinal aus dem Glycyrrhizin Ist der gebildete Aglykon Glycyrrhetinsäure greift in den physiologischen Corticoidstoffwechsel der Niere ein.

#### Glycyrrhetinsäure und Corticoidstoffwechsel

Corticoide werden in der Nebennierenrinde (Cortex) gebildet und in Mineralocorticoide und Glucocorticoide differenziert. Mineralocorticoid-Rezeptoren (MR) werden im Gegensatz zu Glucocorticoid-Rezeptoren (GR) sowohl vom Glucocorticoid Cortisol als auch vom Mineralocorticoid Aldosteron aktiviert. Da die Plasmakonzentration von Aldosteron wesentlich niedriger liegt als diejenige von Cortisol, exprimieren MR-haltige Zellen, wie die Epithelzellen des distalen Tubulus, zur Vermeidung einer ständigen Aktivierung durch hohe Cortisolkonzentrationen das Enzym **11β-Hydroxysteroiddehydrogenase Typ 2**, das Cortisol zum inaktiven Cortison oxidiert. Dieses Enzym wird durch Glycyrrhetinsäure inhibiert, wodurch Cortisol kumuliert und seine volle mineralocorticoide Wirkung entfalten kann (Freissmuth 2012). Glucocorticoidartige Wirkungen dagegen sind nicht zu erwarten, da die 11β-Hydroxysteroiddehydrogenase Typ 2 nur in Zellen mit Mineralocorticoidrezeptoren exprimiert wird.

Die Auswirkungen der Glycyrrhetinsäure ähneln folglich den Symptomen eines Hyperaldosteronismus (o Abb. 4.18): Natrium und Wasser werden vermehrt rückresorbiert, was den Blutdruck einerseits durch die Volumenzunahme und andererseits durch eine von hohen Natriumkonzentrationen hervorgerufene gesteigerte Catecholaminempfindlichkeit der Gefäße erhöht (Klinke 2009). Der Natriumeinstrom in die Zellen des distalen

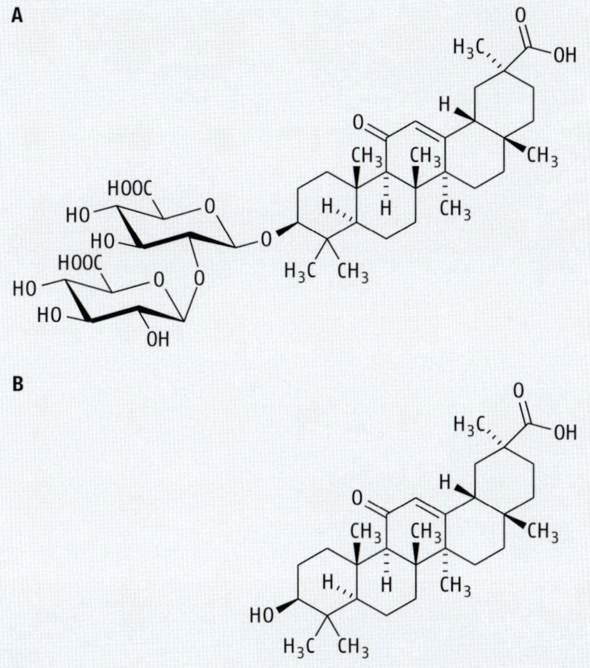


**Abb. 4.17** Strukturformeln von A Glycyrrhizin, B Aglykon Glycyrrhetinsäure

Tubulus bewirkt über die Aktivierung einer $Na^+/K^+$-ATPase indirekt eine vermehrte Kaliumausscheidung (Thews 1999). Außerdem bilden sich durch die gesteigerte Flüssigkeitsretention vermehrt Ödeme. Da die Plasmaspiegel von Renin und auch Aldosteron durch einen negativen Rückkopplungsmechanismus reduziert sind, spricht man von einem **Pseudohyperaldosteronismus**. Bei Patienten mit Hypertonie oder Herzinsuffizienz könnte die Grunderkrankung durch diesen Zusammenhang negativ beeinflusst werden.

Vor diesem Hintergrund sind auch Wechselwirkungen mit bestimmten kardiovaskulär wirksamen Arzneistoffen denkbar (Heidemann, Kreuzfelder 1983):

- Die kaliuretischen Effekte der Glycyrrhetinsäure könnten sich mit denen gleichzeitig eingenommener **Schleifen- oder Thiaziddiuretika** zu einer klinisch manifesten Hypokaliämie addieren.
- Eine resultierende Hypokaliämie könnte die Toxizität **herzwirksamer Glykoside** erhöhen.
- Die Wirksamkeit von **Antihypertensiva** könnte durch einen glycyrrhetinsäurebedingten Blutdruckanstieg im Sinne eines funktionellen Antagonismus abgeschwächt werden.
- Die Ödembildung als unerwünschte Arzneimittelwirkung von **Calciumkanalblockern** könnte durch Glycyrrhetinsäure verstärkt werden.

## Fragliche klinische Relevanz

Trotz dieser pharmakologisch plausiblen Mechanismen ist die entscheidende Frage, ob die mit Lakritzsüßigkeiten zugeführten Glycyrrhizinmengen ausreichen, um klinisch

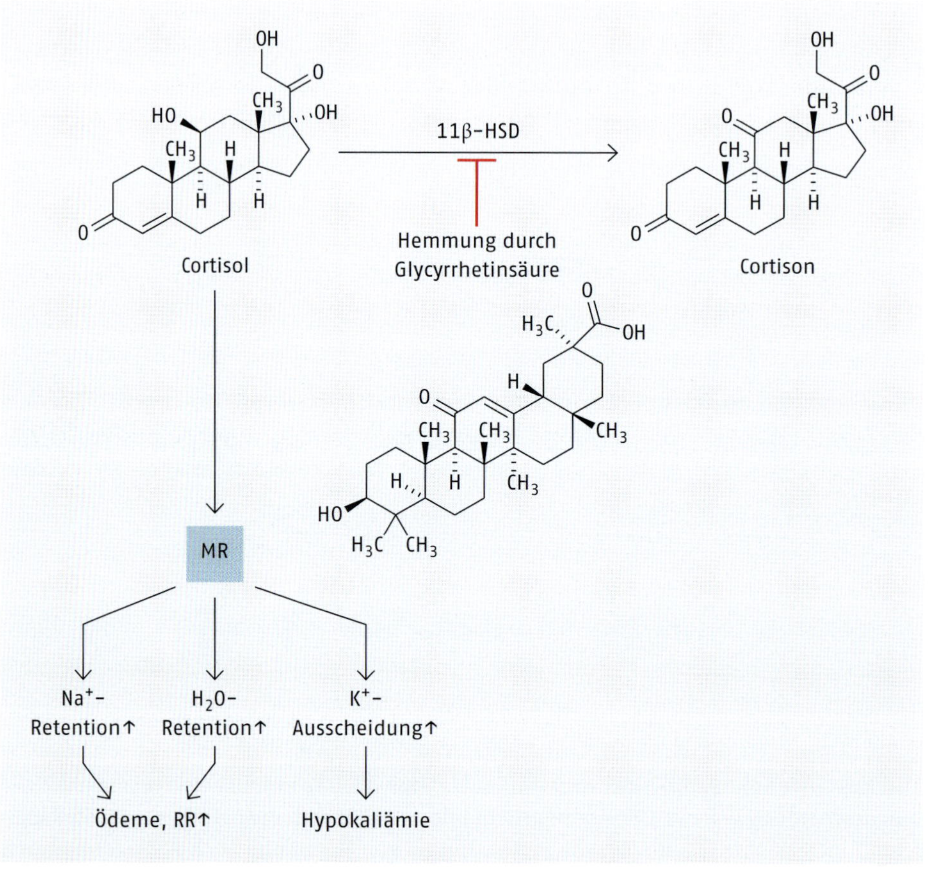


**Abb. 4.18** Wirkmechanismus Glycyrrhetinsäure

relevante Effekte zu erzielen. Ab einem Glycyrrhizingehalt von 10 mg pro 100 g ist der Hinweis „Enthält Lakritz" obligatorisch (Richtlinie 2004/77/EG). Die meisten handelsüblichen Lakritzwaren enthalten maximal 200 mg Glycyrrhizin pro 100 g. Bei einem Gehalt über 200 mg/100 g müssen die Produkte als „Starklakritz" deklariert werden (Richtlinien für Zuckerwaren 2012). Bei Glycyrrhizingehalten über 400 mg/100 g muss zudem der Hinweis angebracht sein: „Enthält Lakritz – bei hohem Blutdruck sollte ein übermäßiger Verzehr dieses Erzeugnisses vermieden werden" (Richtlinie 2004/77/EG).

Das Bundesinstitut für Risikobewertung (BfR) empfiehlt derzeit, die Glycyrrhizinzufuhr bei regelmäßigem (!) Konsum auf maximal 100 mg/Tag zu beschränken (BfR-Presseerklärung 1999). Dies würde bei Erreichen des zulässigen Grenzwerts von 200 mg Glycyrrhizin pro 100 g einem Verzehr von 50 g Lakritz entsprechen; die meisten Lakritzwaren enthalten jedoch deutlich weniger Glycyrrhizin. Bei vielen lakritzhaltigen Süßigkeiten (z. B. Lakritzkonfekt) ist zudem das eigentliche Lakritz durch zuckerhaltige Überzüge umhüllt, die naturgemäß kein Glycyrrhizin enthalten, aber bei der Gewichtsbestimmung mit berücksichtigt werden.

Die Berichte über klinisch relevante mineralocorticoide Nebenwirkungen von Lakritz basieren überwiegend auf Studien aus den 1950er Jahren, in denen die Probanden täglich isolierte Glycyrrhizinmengen von mehr als 4 g erhielten (Girerd 1958). Da die Datenlage jedoch widersprüchlich ist und auch vereinzelt Berichte über messbare Blutdruckanstiege nach geringerem Glycyrrhizinverzehr existieren (Sigurjonsdottir 1995), sollten Risikogruppen wie Hypertoniker, Diabetiker oder Schwangere sicherheitshalber auf den regelmäßigen (täglichen) Verzehr größerer Mengen (> 50 g/Tag) verzichten. Der gelegentliche Konsum üblicher Verzehrmengen ist dagegen auch für diese Patienten unbedenklich (Biesalski 2010).

**MERKE** Hypertoniker, Diabetiker und Schwangere sollten sicherheitshalber auf den regelmäßigen (täglichen) Verzehr größerer Lakritzmengen (> 50 g/Tag) verzichten. Der gelegentliche Konsum üblicher Verzehrmengen ist dagegen auch für diese Patienten unbedenklich.

Das weitaus größte Gesundheitsrisiko bei regelmäßigem Lakritzkonsum geht im Übrigen nicht vom Glycyrrhizin, sondern vom Hauptbestandteil dieser Süßigkeit aus: Zucker. Tatsächlich können 100 Gramm üblicher Lakritzzubereitungen bis zu 200 mg Glycyrrhizin enthalten, vor allem aber bestehen sie zu ca. 90 % aus Zucker und Glukose-Fruktose-Sirup mit einem Energiegehalt von ca. 400–500 kcal (Eisenbrand 2006).

### Zusammenfassung

Bei üblichen Verzehrmengen von Lakritzzubereitungen ist auch für Hypertoniker und andere potenzielle Risikogruppen nicht von einem Gesundheitsrisiko auszugehen, da die enthaltenen Glycyrrhizinmengen für einen klinisch messbaren Effekt nicht ausreichen.



## 4.2.11 Rotschimmelreis

Rotschimmelreis (o Abb. 4.19), der auch als rot fermentierter Reis, *Angkak*, *monascus red* oder *red koji* bezeichnet wird und nicht mit rotschaligem Reis verwechselt werden darf, ist ein traditioneller Bestandteil der asiatischen Küche und Medizin. Er entsteht durch die Fermentation von handelsüblichem Reis (*Oryza sativa*) mit Schimmelpilzen der Gattung *Monascus*. In pulverisierter Form wird Rotschimmelreis zur Färbung von Soßen, Pasten und Tofu eingesetzt (Dubbels 2002).

### Pharmakologisch relevante Inhaltsstoffe

Neben roten Pigmenten werden bei der Fermentation zum Rotschimmelreis sogenannte Monacoline gebildet, wobei das **Monacolin K** die größte Fraktion bildet. Dieser Inhaltstoff ist chemisch identisch mit dem HMG-CoA-Reduktase-Inhibitor Lovastatin (Mevinacor®), der die endogene Cholesterinsynthese hemmt (o Abb. 4.20) (Fung 2012). Somit ist es naheliegend, dass auch der Verzehr entsprechender Mengen von Rotschimmelreis den Cholesterinspiegel senken kann. In einer klinischen Studie an 83 Patienten mit Hypercholesterinämie senkte die tägliche Einnahme von 2,4 g Rotschimmelreis den Gesamtcholesterinspiegel um 18 %, das LDL-Cholesterin um 23 % und die Plasmatriglyceride um 13 %; der verwendete Rotschimmelreis enthielt 0,2 % Monacolin K, sodass täglich 4,8 mg der Substanz aufgenommen wurden (Heber 1999).

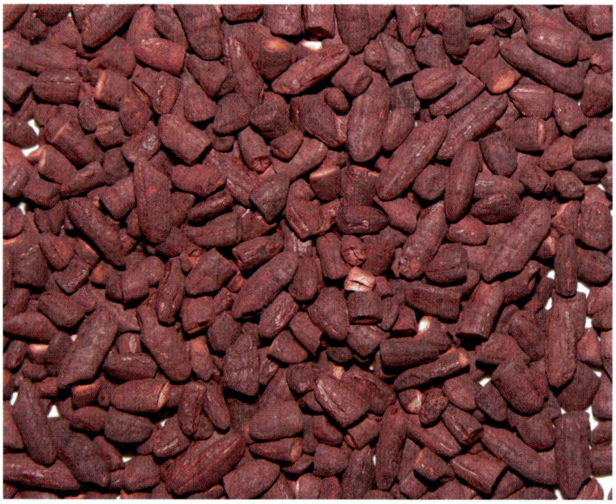

Abb. 4.19 Rotschimmelreis

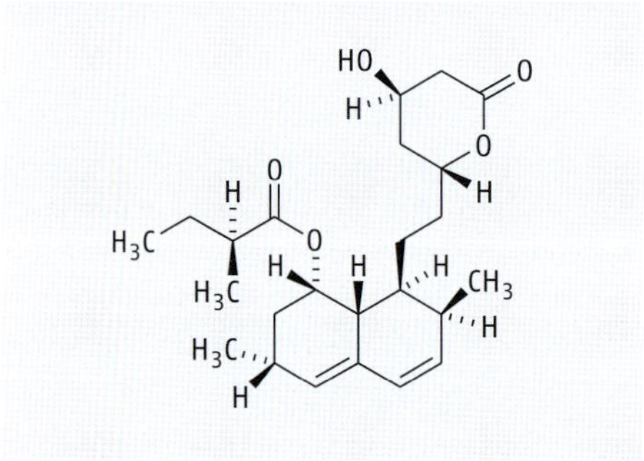


Abb. 4.20 Strukturformel Lovastatin (≙ Monacolin K)

**MERKE** Das im sogenannten Rotschimmelreis (rot fermentierter Reis) enthaltene Monacolin K ist chemisch identisch mit dem HMG-CoA-Reduktase-Inhibitor Lovastatin.

Auf den ersten Blick erscheint die lipidsenkende Wirkung von Rotschimmelreis für Laien auch im Hinblick auf die zunehmende Prävalenz von Hyperlipidämien in der westlichen Welt nicht unerwünscht. Dies erklärt die zunehmende Beliebtheit entsprechender Nahrungsergänzungsmittel als vermeintlich „natürliche" und damit „harmlose" Alternative zur Senkung des erhöhten Cholesterinspiegels. Dies suggerieren auch einschlägige, bei genauer Betrachtung wenig seriöse Internetseiten wie www.rotschimmelreis.com, auf denen Rotschimmelreiskapseln als Möglichkeit beworben werden, um den Cholesterinspiegel „nebenwirkungsfrei mit einem natürlichen Produkt" zu senken (www.rotschimmelreis.com, abgerufen am 14. März 2016).

**Irreführende Laienwerbung**

„Die Wirkweise von Monacolin K aus Rotschimmelreis ist nicht nur in klinischen Studien bewiesen worden. Man kann mittlerweile sogar die Wirkweise von Monacolin K genau erklären, auch wenn das sehr chemisch tönt:

*Monacoline wirken als HMG-CoA-Reduktase-Inhibitoren. Diese wirken direkt in der Leber und hemmen dort die Cholesterinsynthese. Durch die Hemmung der HMG-CoA-Reduktase wird die Umwandlung von β-Hydroxy-β-methylglutaryl-CoA in Mevalonsäure verhindert. Dadurch wird eine Vorstufe der Cholesterinsynthese unterbrochen. Das bewirkt dosisabhängig eine Verminderung der Produktion von Cholesterin.*

Es ist aber egal ob man das nun versteht oder nicht. Das einzige was zählt: Rotschimmelreis verbessert die Cholesterinwerte. Und das auf rein natürliche Art und Weise, ohne Chemie! Und ohne Nebenwirkungen wie bei synthetisch hergestellten Cholesterinblockern."

„Weitere Nebenwirkungen (außer Magenbrennen und Reflux, Anm. d. Verf.) wie sie von synthetischen Statinen (wie Simvastatin oder Pravastatin) bekannt sind, treten bei Rotschimmelreis nicht auf. Verzichten auch Sie ab sofort auf Muskelschmerzen und Leberbeschwerden."

(www.rotschimmelreis.com, abgerufen am 14. März 2016)

In den USA war bis zum Jahr 2000 ein Rotschimmelreispräparat unter dem Namen Cholestin™ im Handel. Die amerikanische Zulassungsbehörde FDA stufte das als Nahrungsergänzungsmittel vertriebene Präparat jedoch wegen seines Gehalts an Monacolin K als ungeprüftes Arzneimittel ein, wodurch es seine Verkehrsfähigkeit verlor. Seither ist lediglich der Handel mit Präparaten erlaubt, die Monacolin K allenfalls in Spuren enthalten und deren cholesterinspiegelsenkende Wirkung damit fraglich ist. Dennoch werden bei Untersuchungen von im Internet angebotenen Rotschimmelreisprodukten immer wieder größere Mengen Monacolin K gefunden (FDA 2007). Die Verkehrsfähigkeit Monacolin K-haltiger Nahrungsergänzungsmittel erscheint auch in Deutschland überaus fraglich, da Nahrungsergänzungsmittel als Lebensmittel per se keine pharmakologische Wirkung besitzen dürfen (BVL, BfArM 2016).

Für den Konsumenten ist nicht ersichtlich, ob und in welcher Menge die verschiedenen angebotenen Rotschimmelreispräparate Monacolin K enthalten. In der Europäischen Union unterliegt Rotschimmelreis der Health-Claims-Verordnung. Wenn bei Befolgen der Verzehrempfehlung mehr als 10 mg Monacolin K pro Tag aufgenommen werden, ist in der EU folgende Aussage zulässig: „Monacolin K aus Rotschimmelreis trägt zur Aufrechterhaltung eines normalen Cholesterinspiegels im Blut bei" (EFSA 2013). Der Vertrieb entsprechender Präparate ist also rechtlich zulässig. Aus pharmazeutischer Sicht ist die verbreitet verharmlosende Werbung und der unkontrollierte Zugang zu Präparaten, die ansonsten verschreibungspflichtige Wirkstoffe enthalten, höchst kritisch zu bewerten.

## Unerwünschte Wirkungen und Wechselwirkungen

Selbstverständlich können die von Lovastatin bekannten UAW und Wechselwirkungen auch beim Verzehr von Rotschimmelreis auftreten. Bei Einhalten der Verzehrempfehlungen werden bei vielen Präparaten täglich mindestens 10 mg Monacolin K aufgenommen; die Anfangsdosis von Lovastatin beträgt 20 mg/d. Da auch die anderen enthaltenen Monacoline z. T. Inhibitoren der HMG-CoA-Reduktase darstellen, dürfte die tatsächliche Wirkstärke sogar über jener von 20 mg Lovastatin liegen. In der bereits zitierten Studie

Tab. 4.12 Unerwünschte Wirkungen, Interaktionen und Kontraindikationen von Lovastatin (Auswahl)

| UAW | Interaktionen | Kontraindikationen |
|---|---|---|
| Muskelkrämpfe/Myalgien | Ciclosporin | Gleichzeitige Behandlung mit einem potenten CYP3A4-Inhibitor |
| Erhöhte Transaminasen | Grapefruitsaft | Aktive Lebererkrankung |
| Hautausschlag/Juckreiz | Fibrate | Cholestase |
| GI-Beschwerden | Verapamil | Myopathien |
| Verschwommensehen | Amiodaron | Schwangerschaft und Stillzeit |

von Heber et al. entsprach die beobachtete Cholesterinsenkung nach Verzehr von 2,4 g Rotschimmelreis mit einem Monacolin-K-Gehalt von 0,2 % (4,8 mg Monacolin K) dem Effekt von 20 mg Lovastatin (Heber 1999). Präparate mit Lovastatin besitzen verschiedene Kontraindikationen und zeichnen sich durch zahlreiche unerwünschte Arzneimittelwirkungen und Interaktionen aus (Tab. 4.12).

Es leuchtet nicht ein, weshalb die chemisch identische Substanz Monacolin K diese Problematiken nicht aufweisen sollte. Da Monacolin K bzw. Lovastatin über CYP3A4 metabolisiert wird, führt die gleichzeitige Behandlung mit einem potenten CYP3A4-Inhibitor wie Grapefruitsaft, Itraconazol, Ketoconazol, HIV-Proteaseinhibitoren oder Makrolid-Antibiotika zu einem starken Plasmaspiegelanstieg und erhöht das Risiko der, dosisabhängigen unerwünschten Wirkungen, also insbesondere für Myopathien oder Leberschädigungen. In der Literatur finden sich mittlerweile zahlreiche Fallberichte über Myopathien nach dem Verzehr von Rotschimmelreis, v. a. bei Vorliegen von Risikofaktoren wie der gleichzeitigen Einnahme von CYP3A4-Inhibitoren. So führte die Einnahme eines rotschimmelreishaltigen Präparates bei einem nierentransplantierten Patienten zur Rhabdomyolyse, welche von den Autoren auf eine Interaktion mit Ciclosporin zurückgeführt wird (Prasad 2002).

**MERKE** Für Rotschimmelreispräparate, die Monacoline enthalten, müssten aus pharmakologischer Sicht dieselben Warnhinweise gelten wie für Lovastatin.

### Gefahr der Doppelverordnung

Hinzu kommt die Gefahr einer „Doppelverordnung“: Patienten, deren Hyperlipoproteinämie bereits mit einem Statin oder auch einem Fibrat behandelt wird und die das Bedürfnis haben, durch die Einnahme von aus ihrer Sicht harmlosen, „rein pflanzlichen“ Präparaten oder Lebensmitteln noch einen eigenen Beitrag zur Senkung ihres Cholesterinspiegels zu leisten, sind ebenfalls einem höheren UAW-Risiko ausgesetzt.

### Weitere Risiken

Bei über das Internet vertriebenen, rotschimmelreishaltigen Präparaten ist es für den Kunden meist nicht ersichtlich, wieviel Monacolin K tatsächlich eingenommen wird; die bei Untersuchungen gefunden Werte schwanken stark (DFG 2012). Es besteht also auch bei Einhalten der vom Hersteller gemachten Verzehrempfehlung das Risiko einer ungewollt hohen Dosierung. Außerdem weisen auch andere im Rotschimmelreis enthaltende Monacoline eine Hemmwirkung auf die HMG-CoA-Reduktase auf, nicht nur das häufig als Referenz aufgeführte Monacolin K.

Neben den Monacolinen entsteht bei der fermentativen Herstellung von Rotschimmelreis zudem das nephrotoxische und möglicherweise kanzerogene **Mykotoxin Citrinin** (Li 2003), dessen Gehalt von den Kulturbedingungen und der verwendeten *Monascus*-Spezies abhängt. Die Europäische Behörde für Lebensmittelsicherheit (European Food Safety Authority, EFSA) legte 2012 einen zulässigen Grenzwert von 0,2 µg/kg Körpergewicht pro Tag fest, der sich allerdings nur aus der hundertfachen Extrapolation des Wertes errechnet, bei dem bei Ratten keine Nephrotoxizität festgestellt wurde (no observed effect level, NOEL). Genotoxische oder kanzerogene Wirkungen dieser Dosis können jedoch nicht ausgeschlossen werden. Belastbare Daten am Menschen existieren nicht (EFSA 2012). Bei Untersuchungen kommerziell erhältlicher Rotschimmelreispräparate wird dieser Grenzwert regelmäßig überschritten (Gordon 2010; Heber 1999).

Die in traditionell zubereiteten Gerichten wie **Peking-Ente** enthaltenen Mengen an Monacolin dürften deutlich geringer sein als in den kommerziell vertriebenen Rotschimmelreispräparaten. Dennoch ist es bei Naturprodukten wie dem Rotschimmelreis aufgrund unterschiedlicher Herstellungsverfahren und Fermentationskulturen nicht möglich, eine noch als sicher geltende Verzehrmenge anzugeben. Patienten, die mit Statinen oder einem der beschriebenen Interaktionspartner behandelt werden bzw. eine Kontraindikation für eine Statintherapie aufweisen, sollten daher vorsichtshalber auf den Verzehr von Speisen verzichten, denen Rotschimmelreis zugesetzt wurde.

4

### Zusammenfassung

- Rotschimmelreis, der einerseits ein traditioneller Bestandteil der asiatischen Küche ist und andererseits als natürliche Möglichkeit zur Senkung des Cholesterinspiegels beworben wird, enthält schwankende Mengen verschiedener Monacoline. Der wichtigste Vertreter, das Monacolin K, ist identisch mit dem verschreibungspflichtigen HMG-CoA-Reduktaseinhibitor Lovastatin. Daher sind alle Neben- und Wechselwirkungen, Warnhinweise und Kontraindikationen von Lovastatin uneingeschränkt auf Monacolin K zu übertragen.
- Verharmlosende Aussagen von kommerziellen Anbietern rotschimmelreishaltiger Präparate müssen im Kundengespräch unbedingt aufgeklärt werden, um das Risiko von Myopathien, Leberschädigungen und unbeabsichtigten „Doppelverordnungen" zu verringern.

## 4.2.12 Soja

In Asien sind Produkte aus der Sojabohne (*Glycine max*) wie Tofu oder Sojasauce seit Jahrtausenden fester Bestandteil der traditionellen Küche. Auch in der westlichen Welt erfreuen sie sich zunehmender Beliebtheit. Außerdem steigt der Anteil an Menschen, die sich vegetarisch oder vegan ernähren, kontinuierlich an. Für diese Menschen stellt Soja eine wichtige Proteinquelle dar. Bei Laktoseintoleranz stehen Produkte auf Sojabasis zur Verfügung.

## Inhaltsstoffe

Die Sojabohne enthält in variablen Anteilen Isoflavone wie Genistein und Daidzein (o Abb. 4.21). Diesen aufgrund ihrer strukturellen Ähnlichkeit zu weiblichen Sexualhormonen (Estrogenen) auch als Phytoestrogene bezeichneten Substanzen werden diverse gesundheitsfördernde Effekte zugeschrieben. Die postulierten positiven Auswirkungen z. B. auf Herz und Knochen und die Linderung klimakterieller Beschwerden müssen jedoch als nicht ausreichend belegt angesehen werden. Gleiches gilt auch für die Sicherheit von Isoflavonpräparaten auf Soja- oder Rotkleebasis zur Anwendung bei Wechseljahrsbeschwerden, wie das Bundesinstitut für Risikobewertung in einer entsprechenden Stellungnahme feststellt (BfR 2007). Möglichen Wechselwirkungen zwischen Soja und Arzneistoffen wurde bisher wenig Beachtung geschenkt; klinische Studien hierzu sind rar. Die bisherigen Erkenntnisse stützen sich überwiegend auf tierexperimentelle Untersuchungen und einzelne Fallberichte. Dabei wurden Wirkungsbeeinträchtigungen von Valproinsäure, Levothyroxin, Tamoxifen und Warfarin beschrieben.

## Interaktionen mit einzelnen Arzneistoffen/Arzneistoffgruppen

### Valproinsäure/Valproat

Valproinsäure bzw. Valproat ist ein Antikonvulsivum mit vergleichsweise geringer therapeutischer Breite. Während Unterdosierungen die Anfallswahrscheinlichkeit erhöhen, können zu hohe Plasmaspiegel vermehrt unerwünschte Arzneimittelwirkungen wie Thrombozytopenien, Übelkeit, Tremor, Parästhesien, Verwirrtheit und Apathie auslösen. Vor diesem Hintergrund kann eine Beeinflussung der Pharmakokinetik des Arzneistoffs durch Lebensmittelinteraktionen potenziell schwerwiegende Auswirkungen haben.

Marahatta et al. konnten zeigen, dass die Plasmakonzentrationen von Valproinsäure bei Ratten reduziert war, wenn diese zuvor fünf Tage lang mit einem Sojaextrakt behandelt wurden (Marahatta 2014). Dieser Effekt ist nicht etwa auf eine verminderte Resorption bei gleichzeitiger Applikation zurückzuführen, sondern wird einer Induktion der UDP-Glucuronosyltransferase (UGT) zugeschrieben: Neben dem Abbau über verschiedene oxidative Prozesse erfolgt die Biotransformation der Valproinsäure zu etwa 20 % über Glucuronidierung durch die UGT und anschließende renale Elimination. Die Autoren fanden eine gesteigerte hepatische Enzymaktivität der UGT sowie höhere Konzentra-

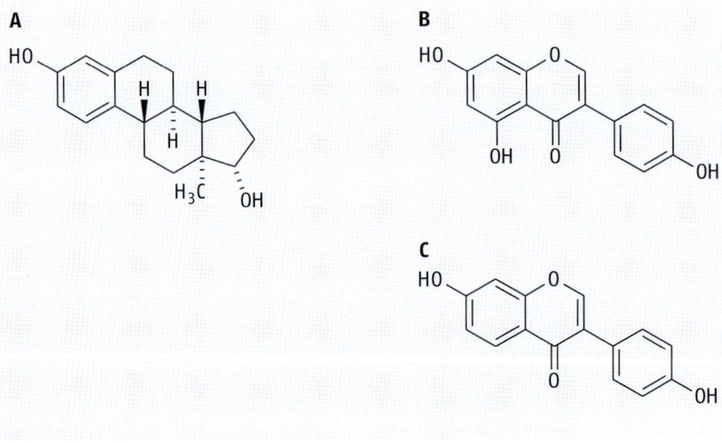


o **Abb. 4.21** Strukturformeln von **A** Estradiol, **B** Genistein, **C** Daidzein

tionen des Glucuronids im Urin der mit Sojaextrakten vorbehandelten Ratten, was für eine **vermehrte Metabolisierung der Valproinsäure** nach Zufuhr von Sojaextrakt spricht. Die verantwortlichen Inhaltsstoffe sind nicht exakt bekannt, allerdings wurde eine Induktion der UGT durch Isoflavone bereits beschrieben (Appelt 1997), sodass deren Beteiligung an den beobachteten Effekten plausibel erscheint.

Zwar handelt es sich hierbei lediglich um tierexperimentelle Untersuchungen, weshalb mit aktuellem Wissensstand keine Aussage über die klinische Relevanz dieser Interaktion gemacht werden kann. Dennoch sollten mit Valproinsäure therapierte Patienten eine Umstellung ihrer Ernährungsweise – z. B. auf eine vegetarische und damit tendenziell sojahaltige Ernährungsweise – sowie die Einnahme von Sojapräparaten mit ihrem behandelnden Arzt besprechen und während der Zeit der Ernährungsumstellung engmaschig überwacht werden (therapeutisches Drug-Monitoring).

#### Levothyroxin

Das Schilddrüsenhormon Levothyroxin wird bei Hypothyreose zur Substitution des körpereigenen Hormons eingesetzt. Wie bereits an anderer Stelle beschrieben, unterliegt seine Resorption dem Einfluss verschiedenster Nahrungsfaktoren. Auch Sojaproteine hemmen die intestinale Resorption von Levothyroxin (Boullatta, Armenti 2004); zu Beginn und nach Beendigung einer sojareichen Ernährung kann daher eine Dosisanpassung erforderlich sein.

Allerdings erhöhen die in Soja enthaltenen Isoflavone auch unabhängig von der exogenen Zufuhr von Schilddrüsenhormonen das Risiko, eine **Hypothyreose** zu entwickeln. Bereits 1959 wurde der Fall eines Säuglings beschrieben, der mit Sojanahrung gefüttert wurde und im Alter von zehn Monaten einen Kropf sowie die geistigen und körperlichen Merkmale einer manifesten Hypothyreose entwickelt hatte („Kretinismus") (van Wyk 1959). Nach Absetzen der Sojanahrung normalisierte sich sein Zustand. Sathyapalan et al. konnten in einer der wenigen kontrollierten, randomisierten klinischen Studien zum Thema nachweisen, dass bei Patienten mit einer subklinischen, unbehandelten Schilddrüsenunterfunktion ein dreifach erhöhtes Risiko für eine Manifestation der Hypothyreose besteht, wenn sie acht Wochen lang täglich 16 mg Phytoestrogene aus Soja zu sich nahmen (Sathyapalan 2011).

Fruzza et al. beschreiben den Fall zweier Kinder mit angeborener Schilddrüsenunterfunktion, die trotz adäquat erscheinender Substitution von Levothyroxin hypothyreot blieben. Bei beiden Kindern war die unzureichende Levothyroxinwirkung auf Sojanahrung zurückzuführen (Fruzza 2012). Bei Kindern ist eine Hypothyreose mit einem hohen Risiko für irreversible geistige und körperliche Entwicklungsstörungen verbunden und muss unbedingt ausgeglichen werden. Veränderungen der Sojazufuhr dürfen bei hypothyreoten Kindern nur unter engmaschiger Kontrolle der Schilddrüsenfunktion durchgeführt werden und im Zweifel muss auf Sojaprodukte verzichtet werden. Auch bei gesunden Kindern, die sojareich ernährt werden, sollte man auf Anzeichen einer Hypothyreose achten.

Als Mechanismus der beschriebenen Interaktion wird neben einer Resorptionsminderung durch Sojaproteine eine Beeinträchtigung der endogenen Synthese der Schilddrüsenhormone T3 (Triiodthyronin) und T4 (Thyroxin) durch Hemmung der Thyreoperoxidase diskutiert (Divi 1997). Daraus könnte sich erklären, dass auch Menschen ohne exogene Zufuhr von Levothyroxin von einer sojainduzierten Hypothyreose betroffen sein können.

**CAVE** Auch kommerziell erhältliche Sonden- und Säuglingsnahrung wird zum Teil aus Soja hergestellt, zum Beispiel zur Ermöglichung einer (in der Regel von den Eltern erwünschten) veganen Ernährung oder bei Milcheiweißallergie (z. B. Fresubin® Soya Fibre). In ballaststoffreichen Sonden- oder Trinknahrungen sind allerdings auch häufig Sojaproteine enthalten, wenn der Name des Produkts nicht explizit darauf hinweist (z. B. Fresubin® Original Fibre). Dies muss bei der Verordnung kritischer Arzneistoffe unbedingt beachtet werden. Allerdings stehen hier nicht die pharmakologisch aktiven Isoflavone, sondern eventuell resorptionsmindernde Proteine im Vordergrund.

### Tamoxifen

Der selektive Estrogenrezeptormodulator (SERM) Tamoxifen wird zur adjuvanten Therapie des Mammakarzinoms nach Primärbehandlung sowie bei metastasiertem Mammakarzinom eingesetzt. Seine Wirksamkeit beruht auf antagonistischen Effekten an zytoplasmatischen Estrogenrezeptoren (ER). Estrogenabhängig wachsende Tumore werden so in ihrer Proliferation gehemmt. Wegen der strukturellen Ähnlichkeit der Soja-Isoflavone zu Estrogenen scheinen potenzielle Interaktionen zunächst naheliegend. Allerdings sind die Zusammenhänge nicht trivial, da sich Tamoxifen und Soja-Isoflavone in ihrer Rezeptorselektivität unterscheiden (ER$\alpha$, ER$\beta$) und möglicherweise patientinnenindividuell auch das Alter (prämenopausal/postmenopausal), die gewebespezifische Rezeptorexpression, die Ethnizität (asiatisch/kaukasisch) sowie das Herstellungsverfahren der Sojaprodukte (fermentiert/unfermentiert) eine relevante Rollen spielen. Tierexperimentelle Daten sind hierbei wenig aussagekräftig, da die Soja-Isoflavone in Nagern anders metabolisiert werden als im Menschen (Ju 2000; de Lamos 2001). Sicherheitshalber ist Frauen mit Brustkrebs in der Anamnese – unabhängig von einer Therapie mit Tamoxifen – von der Einnahme von **Sojapräparaten** (Nahrungsergänzungsmittel) und anderen Phytoestrogenen abzuraten.

Der Verzehr üblicher Mengen **sojahaltiger Lebensmittel**, d. h. bis zu zwei Portionen täglich, wurde vom „American Institute of Cancer Research“ in Bezug auf das Brustkrebsrisiko als unbedenklich eingestuft; dies gilt auch für Patientinnen unter Tamoxifentherapie (Fritz et al. 2013; AICR 2015).

**CAVE** Brustkrebspatientinnen sollten keine sojahaltigen Präparate einnehmen, unabhängig davon, ob sie eine antiestrogene Tumortherapie erhalten oder nicht. Der Verzehr üblicher Mengen sojahaltiger Lebensmittel dagegen ist auch für Patientinnen unter Tamoxifentherapie (oder anderer antiestrogener Therapie) unbedenklich.

### Warfarin

In Einzelfällen wurde berichtet, dass Sojaprodukte die Wirkung des Vitamin-K-Antagonisten Warfarin beeinträchtigt. So wurden subtherapeutische INR-Werte bei einer Patientin beschrieben, die parallel zu ihrer bis dahin stabilen Warfarintherapie mit dem regelmäßigen Verzehr von Sojadrinks begann. Nach Beendigung der Sojazufuhr normalisierten sich die INR-Werte wieder (Cambria-Kiely 2002). Kontrollierte klinische Studien hierzu fehlen jedoch. Auch der mögliche Mechanismus und die verantwortlichen Inhaltsstoffe sind nicht bekannt. Bei sehr hohen Verzehrmengen könnte der Vitamin-K-Gehalt eine Rolle spielen: Sojadrinks enthalten pro Liter ca. 200 µg Vitamin K (Souci, Fachmann, Kraut 2011). Bei nicht anders erklärbaren INR-Schwankungen sollten etwaige Ernährungsumstellungen mit berücksichtigt werden; allerdings ist die Datenlage keineswegs aussagekräftig genug, um Patienten unter Warfarintherapie generell zum Verzicht auf Sojaprodukte zu raten. Im Übrigen gilt ähnlich wie bei Vitamin-K-reichem Gemüse, dass etwaige Schwankungen in der Wirkung des Vitamin-K-Antagonisten durch regelmäßige INR-Kontrollen leicht detektiert und ggf. durch Dosisanpassungen kompensiert werden können.

**Zusammenfassung**

- Für die in Sojaprodukten enthaltenen Isoflavone sind Interaktionen mit diversen Arzneistoffen beschrieben. So wird die Glucuronidierung von Valproinsäure induziert, was zu erniedrigten Plasmaspiegeln führt. Die Synthese von Schilddrüsenhormonen wird durch Inhibition der Thyreoperoxidase gehemmt, außerdem verringern Sojaproteine die Resorption von Levothyroxin. Für Warfarin sind Beeinträchtigungen der Wirksamkeit in Einzelfällen beschrieben.
- Mit Ausnahme der belegten Interaktion von Soja mit dem Schilddrüsen-Stoffwechsel beruhen die übrigen Interaktionen überwiegend auf tierexperimentellen Daten oder Einzelfallberichten. Vor dem Hintergrund des steigenden Konsums sojahaltiger Nahrungs- und Nahrungsergänzungsmittel auch in der westlichen Welt besteht dringend weiterer Forschungsbedarf.



## 4.2.13 Weitere Lebensmittel als potenzielle Interaktionspartner

### Knoblauch

Knoblauch (*Allium sativum*) ist eine krautige Pflanze aus der Familie der Alliaceae, die als Gewürzpflanze weit verbreitet ist. Verwendet wird in der Regel die auch als Zehen bezeichnete Zwiebel. Sowohl die frische Zwiebel als auch die zerkleinerte Droge, Ölmazerate und Trockenextrakte werden zur Unterstützung diätetischer Maßnahmen bei erhöhten Blutfettwerten und zur Vorbeugung altersbedingter Gefäßveränderungen eingesetzt. Die entsprechenden Dosisempfehlungen der Kommission E (4 g frische Knoblauchzehe pro Tag) sind allerdings bereits 30 Jahre alt (Kommission E 1988).

Frischer Knoblauch enthält die schwefelhaltige Aminosäure **Alliin**, die selbst geruchlos ist, jedoch von der ebenfalls enthaltenen Alliinase im wässrigen Milieu zu Allicin umgewandelt wird. Das instabile Allicin lagert sich rasch in verschiedene, stark riechende schwefelhaltige Verbindungen um, darunter Ajoen und Diallyldisulfid. Bei der Herstellung von Knoblauchtrockenextrakten, die in Form verschiedener Fertigarzneimittel im Handel sind, wird die Alliinase durch Mikrowellenbehandlung inaktiviert, sodass das in den frischen Zehen vorhandene Alliin zunächst erhalten bleibt (Wichtl 2016).

#### Antikoagulanzien und Thrombozytenaggregationshemmer

Die Studienlage zur häufig erwähnten Wechselwirkung zwischen Knoblauchpräparaten und oralen **Antikoagulanzien** wie Warfarin und Phenprocoumon ist durchaus widersprüchlich. Zwar gibt es Kasuistiken zu INR-Erhöhungen nach Einnahme von Knoblauchpräparaten (Williamson 2009), was sich mit einer in vitro beobachteten Hemmung verschiedener CYP-Enzyme und daraus resultierender Plasmaspiegelerhöhung von Warfarin erklären ließe (Ge 2014). In einer placebokontrollierten Studie, bei der stabil auf Warfarin eingestellte Patienten über zwölf Wochen zweimal täglich 5 ml eines Knoblauchextraktes einnahmen, blieben die INR-Werte der Patienten jedoch konstant (Macan 2006). Eine möglicherweise tatsächlich auftretende Interaktion ließe sich in der Realität durch routinemäßige INR-Kontrollen zudem leicht detektieren und durch Dosisanpassungen rasch kompensieren.

Auch bezüglich des Einflusses von Knoblauch auf die **Plättchenfunktion** finden sich in der Literatur widersprüchliche Ergebnisse. So existieren Fallberichte über Blutungen und eingeschränkte Plättchenfunktion nach exzessivem (!) Knoblauchkonsum (Rose 1990). Ajoen, ein Abbauprodukt des Allicins, hemmt die Thromboxansynthese und interagiert mit dem Glykoprotein IIb/IIIa-Rezeptor (Bannerjee 2002; Rahman, Billington 2000). Der Verzehr üblicher Knoblauchmengen mit der Nahrung besitzt jedoch an gesunden Freiwilligen keinerlei Effekt auf die Plättchenfunktion (Scharbert 2007). Auch die Einnahme eines Knoblauchextrakts, der in vitro eine hohe plättchenhemmende Aktivität aufwies, beeinflusste in einer Studie die Thrombozytenaggregation der Probanden nicht (Wojcikowski 2007). Diese Diskrepanz zwischen präklinischen Tests und der therapeutischen Realität lässt sich möglicherweise dadurch erklären, dass die für einen klinischen Effekt erforderlichen Konzentrationen in vivo nicht erreicht werden. Bei gleichzeitiger Einnahme von Knoblauchpräparaten und Thrombozytenaggregationshemmern sind klinisch relevante Interaktionen nicht zu erwarten, da der mögliche Zusatzeffekt des Knoblauchs – falls überhaupt vorhanden – praktisch vernachlässigbar ist.

**MERKE** Weder die Blutgerinnung noch die Thrombozytenaggregation werden durch den Verzehr knoblauchhaltiger Lebensmittel in klinisch relevantem Umfang beeinflusst. Eine Interaktion von Knoblauch mit Antikoagulanzien, Thrombozytenaggregationshemmer oder Heparinen ist daher nicht zu erwarten.

### HIV-Proteaseinhibitoren

Beachtet werden muss dagegen die mögliche Beeinflussung der Pharmakokinetik von HIV-Proteaseinhibitoren durch Knoblauchpräparate. In einer Studie an gesunden Probanden konnte gezeigt werden, dass die Bioverfügbarkeit von Saquinavir um 50 % reduziert war, wenn gleichzeitig ein auf Allicin standardisiertes Knoblauchpräparat eingenommen wurde (Piscitelli 2002). Als möglicher Mechanismus wird die Beeinflussung von CYP-Enzymen oder P-Glykoproteinen diskutiert. Saquinavir ist allerdings nicht zur Monotherapie, sondern nur in Kombination mit anderen antiretroviralen Arzneimitteln (sog. Boostern) zugelassen, sodass keine Aussage darüber getroffen werden kann, ob der beobachtete Effekt auch bei der Kombinationstherapie auftreten wird. Außerdem sind die verschiedenen im Handel befindlichen Knoblauchpräparate auf unterschiedliche Inhaltsstoffe standardisiert. Dennoch ist die Einnahme knoblauchhaltiger Arznei- bzw. Nahrungsergänzungsmittel bei Patienten unter Therapie mit Saquinavir aufgrund des Risikos verminderter Plasmakonzentrationen kontraindiziert. Ob dies auch für Knoblauchzubereitungen gilt, die mit der Nahrung (in gewürzüblichen Mengen) konsumiert werden, ist bislang nicht untersucht.

### Zusammenfassung

- **Die viel diskutierte Interaktion zwischen Knoblauch und Vitamin-K-Antagonisten oder Thrombozytenaggregationshemmern ist aufgrund der bestenfalls minimalen Effektstärke praktisch vernachlässigbar.** Der exzessive Verzehr größerer Knoblauchmengen bzw. die hochdosierte Einnahme von knoblauchhaltigen Nahrungsergänzungsmitteln kann jedoch im Einzelfall als Ursache nicht anders erklärbarer INR-Erhöhungen oder Blutungsereignisse in Betracht gezogen werden.
- Unter der Therapie mit dem HIV-Proteaseinhibitor Saquinavir ist die gleichzeitige Einnahme von Knoblauchpräparaten wegen der Möglichkeit subtherapeutischer Saquinavir-Plasmaspiegel kontraindiziert. Ob dieser Effekt bereits bei der Knoblauchaufnahme über die Nahrung (in gewürzüblichen Mengen!) auftritt, ist nicht bekannt.

### Citrathaltige Lebensmittel

Citrat ist das Salz der Citronensäure und unter anderem in Zitrusfrüchten, Limonaden, Obstsäften und Brausetabletten enthalten. Bei **Aluminium** kann die Einnahme zusammen mit citrathaltigen Getränken zu einer Steigerung der normalerweise sehr geringen intestinalen Resorption führen (Weberg, Berstad 1986). Darüber hinaus überwindet Aluminium die Blut-Hirn-Schranke über einen citratgekoppelten Transportmechanismus (Yokel 2002).

Im Zusammenhang mit Aluminium werden diverse gesundheitliche Beeinträchtigungen diskutiert. Unstrittig ist das neurotoxische Potenzial nach chronischer Gabe hoher Aluminiumdosen bei niereninsuffizienten Patienten, die sogenannte Dialyse-Enzephalopathie (Wills 1989). Für den häufig postulierten Zusammenhang zwischen Aluminiumaufnahme und dem Auftreten von Brustkrebs oder der Alzheimer-Krankheit gibt es, trotz verschiedener hierzu durchgeführter Studien, bisher keine fundierten Belege (BfR 2014).

Neben der Aufnahme mit der Nahrung sowie der Resorption über die Haut durch aluminiumhaltige Kosmetika und Antitranspirantien stellen auch **aluminiumhaltige Arzneimittel** eine bedeutende Zufuhrquelle für Aluminiumsalze dar. In Antazida dienen die enthaltenen Aluminiumsalze der Bindung von Magensäure. Das verschreibungspflichtige Antazidum Tepilta® beispielsweise enthält 582 mg Aluminiumhydroxid in der Einzeldosis von 10 ml Suspension, das entspricht ca. 357 mg Aluminium. Bei Einnahme der Tageshöchstdosis von 4 × 10 ml werden somit fast 1,5 g Aluminium appliziert. Bei der Bewertung dieser Mengen muss jedoch berücksichtigt werden, dass die orale Bioverfügbarkeit von Aluminium mit zunehmender Zufuhrmenge sinkt (BfR 2014).

Die sehr spärliche Datenlage zu Wechselwirkungen zwischen citrathaltigen Getränken und aluminiumhaltigen Arzneimitteln erlaubt keine abschließende Beurteilung. Ein Kausalzusammenhang dürfte vor allem deshalb schwierig nachzuweisen sein, weil die eventuell beobachtete Toxizität erst bei chronischer Aluminiumexposition auftritt. Bei Beachtung des empfohlenen zeitlichen Abstands von ein bis zwei Stunden zwischen Arznei- und Nahrungseinnahme dürfte die klinische Relevanz dieser Interaktion gering sein. Der Patient muss jedoch dafür sensibilisiert werden, dass in diesem Fall auch Getränke als Mahlzeiten gelten. Zudem erscheint der Verzehr citrathaltiger, das heißt saurer Getränke bei Patienten mit der Indikation für ein Antazidum therapeutisch als wenig zielführend.

Bei **Patienten mit Niereninsuffizienz** reichert sich Aluminium aufgrund der eingeschränkten renalen Elimination an. Außerdem erhalten die Patienten zur Behandlung einer Hyperphosphatämie häufig hochdosierte Aluminiumpräparate (Wills 1989). Eine weitere Resorptionserhöhung durch gleichzeitige Citratzufuhr könnte die Aluminiumkonzentration im Blut weiter erhöhen und somit das Risiko einer Enzephalopathie steigern. Niereninsuffiziente Patienten sollten daher in besonderem Maße auf ausreichenden Abstand zwischen citrathaltigen Getränken und aluminiumhaltigen Arzneimitteln achten.

### Zusammenfassung

- Citrat steigert sowohl die orale Resorption als auch den Übertritt von Aluminium durch die Blut-Hirn-Schranke, was zumindest theoretisch das Risiko für aluminiumbedingte neurotoxische Effekte erhöht. Bei nierengesunden Patienten dürfte das tatsächliche Risiko jedoch praktisch vernachlässigbar sein; zudem kann die Interaktion durch Einhalten des empfohlenen zeitlichen Abstands zwischen aluminiumhaltigem Antazidum und Nahrung vermieden werden.
- Niereninsuffiziente Patienten sollten auf einen ausreichenden Zeitabstand (1–2 Stunden) zwischen der Einnahme aluminiumhaltiger Arzneimittel (Antazida!) und dem Verzehr citrathaltiger Lebensmittel achten.

### Chininhaltige Getränke

Chinin ist ein bitter schmeckendes Alkaloid aus der Rinde des Chinabaums. Es wird zur Aromatisierung von Erfrischungs- und alkoholischen Getränken eingesetzt. Medizinisch finden Chininsalze und seine Strukturanaloga Mefloquin, Chloroquin und Hydroxychloroquin Verwendung in der Prophylaxe und Therapie der Malaria sowie bei der symptomatischen Behandlung von Muskelkrämpfen.

Im Lebensmittelbereich darf Chinin inklusive seiner Salze Chininsulfat und Chininhydrochlorid nur in alkoholfreien Erfrischungsgetränken (max. 85 mg/L), Spirituosen (max. 300 mg/L) und aromatisierten weinhaltigen Getränken (max. 300 mg/L) enthalten sein (Aromenverordnung 2011, Weinverordnung 2015). Hierbei spielen die Erfrischungsgetränke **Tonic Water**, **Bitter Lemon** und **Bitter Orange** die größte Rolle. Viele dieser Produkte enthalten den Hinweis „chininhaltig" auf dem Etikett, obwohl dies auf Grundlage der EG-Richtlinie 2002/67/EG nicht mehr erforderlich ist. Lediglich in der Zutatenliste muss Chinin als „Aroma Chinin" aufgeführt werden.

Das Bundesinstitut für Risikobewertung (BfR) hat eine Bewertung der gesundheitlichen Risiken chininhaltiger Getränke herausgegeben (BfR 2008). Darin wird vor allem auf die Gefahren für Schwangere und ihre ungeborenen Kinder hingewiesen, da Chinin vorzeitige Wehen auslösen kann, embryotoxisch ist und beim Ungeborenen zu Augendefekten und Taubheit führen kann. Darüber hinaus führen bei Patienten mit einer Chininunverträglichkeit häufig schon kleinste Chininmengen zu Tinnitus, Sehstörungen, Verwirrtheit sowie Hautblutungen und Blutergüssen (arznei-telegramm 2005). Diese Personen müssen neben arzneilich verwendeten Chininsalzen und -analoga auch chininhaltige Getränke strikt meiden. Vorsicht ist außerdem geboten bei Patienten mit Herzrhythmusstörungen, Tinnitus, Myasthenia gravis, Sehnervschädigungen, Glucose-6-Phosphat-

Dehydrogenase-Mangel oder unter der Therapie mit QT-Zeit-verlängernden Substanzen – in all diesen Fällen sind chininhaltige **Arzneimittel** kontraindiziert.

**CAVE Schwangere und Patienten mit Chininunverträglichkeit müssen chininhaltige Getränke strikt meiden. Außerdem ist bei zahlreichen anderen Krankheitsbildern Vorsicht geboten!**

Bezüglich möglicher Wechselwirkungen zwischen chininhaltigen **Getränken** und gleichzeitig eingenommenen Arzneimitteln gelten theoretisch die gleichen Einschränkungen wie für arzneilich verwendete Chininsalze und -analoga. Dies sind zum Beispiel:

- Wirkverstärkung von Digitoxin und Digoxin,
- Wirkverstärkung von Muskelrelaxantien,
- gegenseitige Wirkverstärkung bei gleichzeitiger Einnahme anderer chininhaltiger Präparate,
- Wirkverstärkung oraler Antikoagulanzien durch Hemmung der Biosynthese Vitamin-K-abhängiger Gerinnungsfaktoren,
- erhöhte Toxizität bei gleichzeitiger Einnahme harnalkalisierender Mittel durch verzögerte Chininausscheidung.

Die Europäische Lebensmittelbehörde EFSA kommt in einer Bewertung von 2015 zu dem Schluss, dass der Verzehr chininhaltiger Getränken in üblichen Mengen keine Gesundheitsgefährdung darstellt. Lediglich der Konsum sehr großer Mengen (>1 Liter) mit einem Chiningehalt im oberen Grenzbereich könne eventuell zu Gesundheitsschädigungen führen (EFSA 2015). Dennoch sind die für chininhaltige Arzneimittel beschriebenen Kontraindikationen und Wechselwirkungen trotz geringerer Aufnahmemengen – in Erfrischungsgetränken sind maximal 85 mg/l erlaubt, die Tageshöchstdosis für Limptar® N beträgt jedoch 400 mg – auch für chininhaltige Getränke nicht sicher auszuschließen. Patienten mit entsprechender Begleittherapie oder -erkrankung müssen daher im Beratungsgespräch für die Problematik sensibilisiert werden und sollten sicherheitshalber auf chininhaltige Getränke verzichten.



### Zusammenfassung

- Der Verzehr chininhaltiger Getränke kann für Patienten unter Therapie mit anderen chininartigen Substanzen, herzwirksamen Glykosiden, oralen Antikoagulazien oder harnalkalisierenden Mitteln sowie bei Vorliegen von Herzrhythmusstörungen oder Tinnitus problematisch sein und sollte möglichst vermieden werden.
- Schwangere und Menschen mit einer Chininüberempfindlichkeit müssen chininhaltige Getränke strikt meiden.

## Granatapfel

Die Frucht des Granatapfelbaums (*Punica granatum*) enthält polyphenolische Flavonoide, die ein hohes antioxidatives Potenzial aufweisen (Shubert 1999). Vasoprotektive Wirkungen bei Atherosklerose werden von verschiedener Seite postuliert, weshalb Granatapfelsaft im Rahmen einer gesundheitsbewussten Ernährungsweise zur Vorbeugung kardiovaskulärer Erkrankungen empfohlen wird, allerdings ohne ausreichende Evidenz (Aviram, Rosenblat 2012; Asgary 2014). In den letzten Jahren mehren sich Hinweise auf Interaktionen mit verschiedenen Arzneimitteln.

### Sildenafil

Die antioxidativen Wirkkomponenten des Granatapfels scheinen den oxidativen Abbau von Stickstoffmonoxid abzuschwächen, was dessen Wirkdauer verlängern würde (Ignarro 2006). Dieser Mechanismus erklärt möglicherweise die Fallberichte über Interaktionen von Granatapfel mit dem PDE-5-Inhibitor Sildenafil (Viagra®). Dessen Wirksamkeit bei erektiler Dysfunktion beruht auf der Hemmung des Abbaus von cGMP durch die Phosphodiesterase-5, was zu einer verlängerten NO-vermittelten Vasodilatation und damit zu vermehrtem Blutfluss in den Schwellkörper führt. Senthilkumaran et al. berichten über drei Fälle von Priapismus nach Einnahme von Sildenafil in Kombination mit dem Genuss von Granatapfelsaft (Senthilkumaran 2012). Ein anderer Erklärungsansatz für die beschriebene Wirkungsverstärkung bezieht sich auf präklinische Daten, die eine Hemmung von CYP3A4 durch Granatapfel nahelegen (Faria 2007). Dies kann theoretisch zu einer erhöhten Bioverfügbarkeit des CYP3A4-Substrats Sildenafil führen. Andere Studien konnten jedoch keinen Hinweis auf die Beeinflussung von CYP3A4 durch Granatapfelsaft finden (Farkas 2007).

Die beschriebene Interaktion könnte dennoch von hoher praktischer Bedeutung sein, weil Granatapfelsaft wegen des oben beschriebenen Einflusses auf die Wirkdauer von Stickstoffmonoxid als pflanzliches Mittel bei erektiler Dysfunktion empfohlen wird (Forest 2007). Die Anzahl der Patienten, die sowohl Granatapfelsaft als auch Sildenafil zu sich nehmen und somit dem Risiko einer Wirkverstärkung ausgesetzt sind, dürfte also hoch sein.

### CYP2C9-Substrate

Darüber hinaus existieren Fallberichte über ein mögliches Interaktionspotenzial von Granatapfel mit CYP2C9-Substraten. Einzelfallberichte dokumentieren eine Rhabdomyolyse unter der Kombination von Granatapfelsaft mit Rosuvastatin, das zumindest teilweise über CYP2C9 verstoffwechselt wird (Sorokin 2006). Da **Rosuvastatin** allerdings zu 90 % unverändert mit den Fäzes ausgeschieden wird, ist ein Kausalzusammenhang nicht unmittelbar plausibel.

Auch wird ein nicht anders erklärbares Absinken des INR in den subtherapeutischen Bereich bei einer bis dahin stabil mit **Warfarin** eingestellten Patientin beschrieben, die zuvor über längere Zeit zwei- bis dreimal wöchentlich Granatapfelsaft getrunken hatte (Komperda 2009). Dies ließe sich durch eine Inhibition des Warfarinabbaus durch Granatapfel erklären; die Beendigung der Abbauhemmung hätte niedrigere Plasmaspiegel zur Folge.

Im Zellversuch hemmt Granatapfelsaft die Aktivität von CYP2C9. Außerdem konnte an Ratten eine erhöhte Bioverfügbarkeit des CYP2C9-Substrats Tolbutamid nachgewiesen werden, wenn den Tieren zuvor Granatapfelsaft verabreicht wurde (Nagata 2007). Dass diese in Zell- und Tierversuchen gewonnenen Erkenntnisse jedoch klinisch relevant sind, ist nach derzeitigem Kenntnisstand eher unwahrscheinlich. An gesunden Probanden führte die Einnahme von Granatapfelsaft oder Kapseln mit Granatapfelextrakt nicht zu messbaren Veränderungen in der Clearance von Flurbiprofen, das als Indexsubstanz für die Beeinflussung von CYP2C9 dient (Hanley 2012).

Insgesamt ist die Datenlage zur Problematik von Wechselwirkungen zwischen Granatapfel und Arzneistoffen noch sehr dünn. Die zugrundeliegenden Mechanismen sind nicht geklärt und kontrollierte klinische Studien fehlen bislang.

### Zusammenfassung

Präklinische Versuche und Einzelfallberichte deuten auf ein möglicherweise relevantes Interaktionspotenzial von Inhaltsstoffen des Granatapfels mit Warfarin und Sildenafil hin. Bei nicht anders zu erklärenden Änderungen des INR bzw. verstärkter Sildenafil-Wirkung sollte die mögliche Wechselwirkung mit Granatapfel als Ursache in Betracht gezogen werden. Zur abschließenden Bewertung des Interaktionsrisikos sind weitere Untersuchungen erforderlich.

## Die wichtigsten Wechselwirkungen im Überblick

Tab. 4.13 Ausgewählte Arzneimittel-Lebensmittel-Interaktionen. Die Top 10 der Wechselwirkungen zwischen Arzneimitteln und Lebensmitteln. Nach Smollich 2014

| Lebensmittel | Arzneistoffe/Arzneistoffgruppen | Klinische Relevanz | Problem | Praxistipp |
|---|---|---|---|---|
| **Grapefruit**<br>▸Kap. 4.2.1 | ▪ Einzelne Arzneistoffe aus den Gruppen:<br>▪ Antianginöse Wirkstoffe (Ranolazin)<br>▪ Antiarrhythmika (Amiodaron, Dronedaron)<br>▪ Antidepressiva (Buspiron)<br>▪ Antiemetika (Domperidon)<br>▪ Antihypertensiva (Aliskiren)<br>▪ Antikonvulsiva (Carbamazepin, Phenytoin, Phenobarbital)<br>▪ Antiretrovirale Virustatika (Efavirenz, Maraviroc, Rilpivirin)<br>▪ Benzodiazepine (Alprazolam, Diazepam, Midazolam, Triazolam)<br>▪ Calciumkanalblocker (Amlodipin, Felodipin, Nicardipin, Nifedipin, Nimodipin, Nitrendipin, Nisoldipin)<br>▪ $H_1$-Antihistaminika (Terfenadin)<br>▪ Immunsuppressiva (Ciclosporin, Everolimus, Sirolimus, Tacrolimus<br>▪ Neuroleptika (Pimozid, Quetiapin)<br>▪ Phosphodiesterase-5-Hemmer (Sildenafil, Tadalafil, Vardenafil)<br>▪ Thrombozytenaggregationshemmer (Clopidogrel)<br>▪ Tyrosinkinase-Inhibitoren (Lapatinib, Nilotinib)<br>▪ Z-Substanzen (Zaleplon, Zolpidem, Zopiclon)<br>▪ Zytostatika (Cyclophosphamid) | +++ | ▪ Irreversible Inhibition von CYP3A4 in der Darmmukosa<br>→ BV ↑, UAW ↑<br>▪ Beeinflussung verschiedener Transportproteine, u. a. P-Glykoprotein und OATP<br>→ BV ↑, UAW ↑ | Auf Grapefruit und Pomelo verzichten |
| | ▪ Bestimmte Statine (Atorvastatin, Lovastatin, Simvastatin) | +++ | | ▪ Auf Grapefruit und Pomelo verzichten oder anderes Statin wählen<br>▪ Keine Interaktion mit Fluvastatin und Pravastatin |
| **Polyvalente Kationen: Milch & Milchprodukte**<br>▸Kap. 4.2.2 | ▪ Bestimmte Antibiotika (Fluorchinolone, Tetracycline) | +++ | Bildung schwerlöslicher, nicht resorbierbarer Komplexe mit $Ca^{2+}$, Adsorption an Casein<br>→ BV ↓, Wirksamkeit ↓ | Einnahme frühestens 4 Stunden nach bzw. mindestens 2 Stunden vor dem Verzehr von Milchprodukten |
| | ▪ Bisphosphonate | +++ | | Optimalerweise 2 Stunden Abstand zu jeglicher Mahlzeit; vermutlich auch Zeitabstand von 30–120 Minuten ausreichend |

| | | | | |
|---|---|---|---|---|
| **Alkohol**<br>▸Kap. 4.2.3 | ▪ Barbiturate<br>▪ Benzodiazepine<br>▪ Bestimmte Antikonvulsiva (Topiramat, Valproat, Procarbazin)<br>▪ $H_1$-Antihistaminika (Dimenhydrinat, Diphenhydramin, Dimetinden, Doxylamin, Cetirizin, Clemastin, Loratadin)<br>▪ Opiate/Opioide (auch Codein!)<br>▪ Sedierende Neuroleptika (Chlorpromazin, Fluphenazin, Perphenazin, Haloperidol, Olanzapin)<br>▪ Tetrazyklische Antidepressiva (Mianserin, Maprotilin, Mirtazapin)<br>▪ Trizyklische Antidepressiva (Amitriptylin, Nortriptylin, Desipramin, Doxepin, Imipramin, Trimipramin)<br>▪ Z-Substanzen | +++ | Verstärkung der sedierenden Wirkungen | Auf Alkohol während der Therapie verzichten! |
| | ▪ SSRI (Citalopram, Fluoxetin, Paroxetin, Sertralin) | +++ | UAW ↑<br>(Schwindel, Somnolenz, Apathie, Kopfschmerzen, Tremor, Übelkeit) | |
| | ▪ Atypische Neuroleptika (Aripiprazol, Clozapin, Olanzapin, Quetiapin, Risperidon, Ziprasidon) | +++ | UAW ↑<br>(Schwindel, Somnolenz, orthostatische Hypotonie, Dyskinesien) | |
| | ▪ Isoniazid<br>▪ Methotrexat<br>▪ Paracetamol<br>▪ Statine | +++ | Hepatotoxizität ↑ | |
| | ▪ NSAR (Ibuprofen, ASS, Naproxen, Ketoprofen, Diclofenac, Celecoxib) | +++ | Erhöhtes Risiko gastrointestinaler Blutungen | |
| | ▪ Bromocriptin<br>▪ Isotretionin<br>▪ Ketoconazol | ++ | Antabus-Effekt (reduzierte Alkohol-Toleranz) | |
| | ▪ Bestimmte Antibiotika (Doxycyclin, Isoniazid) | + | Reduzierte Wirksamkeit | |
| **Tyraminreiche Lebensmittel**<br>▸Kap. 4.2.4 | ▪ Unselektive MAO-Hemmer (Tranylcypromin) | +++ | Hypertensive Krise | Auf tyraminreiche Nahrung verzichten |
| | ▪ Selektive MAO-A- oder MAO-B-Hemmer | + | | Kein übermäßiger Verzehr tyraminreicher Nahrung |

Tab. 4.13 Ausgewählte Arzneimittel-Lebensmittel-Interaktionen. Die Top 10 der Wechselwirkungen zwischen Arzneimitteln und Lebensmitteln. Nach Smollich 2014 (Fortsetzung)

| Lebensmittel | Arzneistoffe/Arzneistoffgruppen | Klinische Relevanz | Problem | Praxistipp |
|---|---|---|---|---|
| **Goji-Produkte** ▸ Kap. 4.2.5 | ▪ Vitamin-K-Antagonisten (Phenprocoumon, Warfarin) | ++ | Wirkungsverstärkung der Vitamin-K-Antagonisten (Mechanismus ungeklärt, möglicherweise Inhibition von CYP2C9) → erhöhte Blutungsneigung | Goji-Produkte vermeiden; bei scheinbar unerklärlichen INR-Erhöhungen nach Konsum von Goji-Produkten fragen |
| **Schwarzer Tee, Grüner Tee, Kaffee** ▸ Kap. 4.2.6 | ▪ Stickstoffhaltige Antidepressiva und Neuroleptika (Tab. 4.10) | ++ | Bildung schwerlöslicher Präzipitate aus Wirkstoffen und Gerbstoffen → BV ↓, Wirksamkeit ↓ | Antidepressiva und Neuroleptika nie zusammen mit Tee/Kaffee einnehmen! |
| **Ballaststoffreiche Lebensmittel** ▸ Kap. 4.2.7 | ▪ Levothyroxin | +++ | | Levothyroxin: Nüchterneinnahme mindestens 30 Minuten vor dem Frühstück |
| | ▪ Herzglykoside<br>▪ Statine | + | Unspezifische Adsorptionseffekte | Herzglykoside, Statine: Ernährungsgewohnheiten hinsichtlich Ballaststoffzufuhr konstant halten.<br>Keinesfalls ballaststoffarme Ernährung empfehlen! |
| **Proteinreiche Lebensmittel** ▸ Kap. 4.2.8 | ▪ Levodopa | +++ | Reduzierte Resorption → BV ↓, Wirksamkeit ↓ | Einnahme von Levodopa 30–60 Minuten vor den Mahlzeiten, nicht zusammen mit eiweißreicher Nahrung |
| **Vitamin-K-reiches Gemüse** ▸ Kap. 4.2.9 | ▪ Vitamin-K-Antagonisten (Phenprocoumon, Warfarin) | (+) | (Theoretisch) eingeschränkte Wirksamkeit der Vitamin-K-Antagonisten | Bei üblichen Verzehrmengen/im Rahmen einer ausgewogenen Mischkost ist keine diätetische Restriktion hinsichtlich des Gemüseverzehrs erforderlich. Drastische und stark einseitige Ernährungsumstellungen vermeiden, dann ggf. engmaschige INR-Kontrolle |

| | | | | |
|---|---|---|---|---|
| **Lakritz**<br>▸Kap. 4.2.10 | ▪ Antihypertensiva | + | Bei regelmäßig sehr hohen Verzehrmengen: mineralocorticoide Wirkungen möglich | Hypertoniker und Diabetiker sollten auf den täglichen (!) Konsum größerer Lakritzmengen (> 50 g/Tag) verzichten |
| **Rotschimmelreis**<br>▸Kap. 4.2.11 | ▪ Fibrate, Statine<br>▪ HIV-Proteaseinhibitoren<br>▪ Amiodaron, Ciclosporin, Clarithromycin, Erythromycin, Itraconazol, Ketoconazol, Verapamil | +++ | Interaktionspotenzial durch im Rotschimmelreis enthaltenes Monacolin K (= Lovastatin) | Vom Verzehr Rotschimmelreis-haltiger Produkte grundsätzlich abraten! Rotschimmelreis muss bei der Beratung hinsichtlich Kontraindikationen, Interaktionen und Warnhinweisen wie Lovastatin behandelt werden! |
| **Soja**<br>▸Kap. 4.2.12 | ▪ Levothyroxin | + | Resorptionshemmung durch Soja-Isoflavone, Inhibition der Thyreoperoxidase | Nüchterneinnahme von Levothyroxin mindestens 30 Minuten vor dem Frühstück; einseitige Ernährungsumstellungen bzgl. Sojazufuhr vermeiden |
| | ▪ Tamoxifen | (+) | (Theoretisch) Beeinflussung der antiestrogenen Wirksamkeit | Nicht relevant bei üblichen Soja-Verzehrmengen (< 3 Portionen/Tag) |

BV: Bioverfügbarkeit
UAW: unerwünschte Arzneimittelwirkung

## Literaturverzeichnis


Ackerman BH, Kasbekar N. Disturbances in taste and smell induced by drugs. Pharmacotherapy, 17: 482–496, 1997

Adam U et al. Retardierte Opioide: Dose dumping durch Alkohol? Deutsche Apothekerzeitung, Ausgabe 17 vom 24.4.2008

Adamson SJ et al. A randomized trial of combined citalopram and naltrexone for nonabstinent outpatients with co-occurring alcohol dependence and major depression. J Clin Psychopharmacol, 35(2): 143–9, 2015

AkdÄ (Arzneimittelkommission der deutschen Ärzteschaft). Nicht-steroidale Antirheumatika (NSAR) im Vergleich: Risiko von Komplikationen im oberen Gastrointestinaltrakt, Herzinfarkt und Schlaganfall. Dtsch Arztebl, 29: 1447–1448, 2013

Aktories et al. Allgemeine und spezielle Pharmakologie und Toxikologie. 11. Aufl., Elsevier GmbH, München 2013

AICR (American Institute of Cancer Research). Foods that fight cancer. http://www.aicr.org/foods-that-fight-cancer/soy.html#research, abgerufen am 17. November 2015

Ammon HPT (Hrsg.). Hunnius Pharmazeutisches Wörterbuch. 9. Aufl., Walter de Gruyter GmbH, Berlin 2004

Appelt LC, Reicks MM. Soy feeding induces phase II enzymes in rat tissues. Nutr Cancer 28, 270–5, 1997

Aromenverordnung (Artikel 22 d. Verordnung zur Neuordnung lebensmittelrechtlicher Kennzeichnungsvorschriften) in der Fassung der Bekanntmachung vom 2. Mai 2006 (BGBl. I S. 1127), die zuletzt durch Artikel 1 der Verordnung vom 29. September 2011 (BGBl. I S. 1996) geändert worden ist

Aronson JK. Meyler's Side Effects of Drugs. Elsevier, New York 2015

arznei-telegramm. blitz-a-t 11. Juli 2005

Asgary S et al. Clinical evaluation of blood pressure lowering, endothelial function improving, hypolipidemic and anti-inflammatory effects of pomegranate juice in hypertensive subjects. Phytother Res, 28(2): 193–9, 2014

Aviram M, Rosenblat M. Pomegranate Protection against Cardiovascular Diseases. Evid Based Complement Alternat Med, 2012: 382763, 2012

Bahavand M et al. Taste alteration and impact on quality of life after head and neck radiotherapy. J Oral Pathol Med, 42: 106–112, 2013

Bailey DG et al. Ethanol enhances the hemodynamic effects of felodipine. Clin Invest Med. Dec;12(6): 357–62, 1989

Bailey DG et al. Grapefruit juice-felodipine interaction: mechanism, predictability, and effect of naringin. Clin Pharmacol Ther. 53(6): 637–42, 1993

Bailey DG et al. Naringin is a major and selective clinical inhibitor of organic anion-transporting polypeptide 1A2 (OATP1A2) in grapefruit juice. Clin Pharmacol Ther. 81(4): 495–502, 2007

Bailey DG et al: Interaction of citrus juices with felodipine and nifedipine Lancet. 337(8736): 268–9, 1991

Bailey DG. Fruit juice inhibition of uptake transport: a new type of food-drug interaction. Br J Clin Pharmacol, 70(5): 645–655, 2010

Bailey DG. Interactions between grapefruit juice and cardiovascular drugs. Am J Cardiovasc Drugs.4(5): 281–97, 2004

Banerjee SK et al. Effect of garlic on cardiovascular disorders: a review. Nutr J, 19: 1–4, 2002

Barrett JS, Rohatagi S, DeWitt KE, Morales RJ, DiSanto AR. The Effect of Dosing Regimen and Food on the Bioavailability of the Extensively Metabolized, Highly Variable Drug Eldepryl® (Selegiline Hydrochloride). Am J Ther, 3: 298–313, 1996

Belitz HD, Grosch W, Schieberle P. Lehrbuch der Lebensmittelchemie. 6. Aufl., Springer, Berlin 2008

Bell LP et al. Cholesterol-lowering effects of soluble-fiber cereals as part of a prudent diet for patients with mild to moderate hypercholesterolemia. Am J Clin Nutr, 52(6): 1020–6, 1990

Benvenga S et al. Altered intestinal absorption of L-thyroxine caused by coffee. Thyroid, 18(3): 293–301, 2008

Berlin I et al. Determination and comparison of the pressor effect of tyramine during long term moclobemide and tranylcypromine treatment in healthy volunteers. Clin Pharmacol Ther, 46(3): 344–351, 1989

Berthold H, Gundert-Remy U. Ernährungsrelevante Arzneimittel. In: Schauder P, Ollenschläger G. Ernährungsmedizin.Urban & Fischer, München 2006

Biesalski HK et al. Ernährungsmedizin. 4. Aufl., Thieme Verlag, Stuttgart 2010

Blaschek W, Wichtl M. Wichtl – Teedrogen und Phytopharmaka. Ein Handbuch für die Praxis. 6. Aufl., Wissenschaftliche Verlagsgesellschaft Stuttgart, 2016

Boullata JI, Armenti VT. Handbook of drug-nutrient interactions. Humana Press Totowa, New Jersey 2004

Boyd IW. Hypertension with moclobemide. Lancet, 346(1988): 1498, 1995

Bracco F et al. Protein redistribution diet and antiparkinsonian response to levodopa. Eur Neurol, 31: 68–71, 1991

Brannan T, Martinez-Tica J, Yahr MD. Effect of dietary protein on striatal dopamine formation following L-dopa administration: an in vivo study. Neuropharmacology, 30: 1125–1127, 1991

Bundesamtes für Verbraucherschutz und Lebensmittelsicherheit (BVL) und Bundesinstituts für Arzneimittel und Medizinprodukte (BfArM). Gemeinsame Expertenkommission, Einstufung von Rotschimmelreisprodukten 02/2016

Bundesinstitut für Arzneimittel- und Medizinprodukte und Paul-Ehrlich-Institut. Bulletin zur Arzneimittelsicherheit, 1: 13–17, 2013

Bundesinstitut für Arzneimittel und Medizinprodukte. Retardierte Oxycodon-haltige Arzneimittel mit einem bestimmten Retardierungsmechanismus, Bescheid vom 23. Mai 2007

Bundesinstitut für Risikobewertung. Aluminiumhaltige Antitranspirantien tragen zur Aufnahme von Aluminium bei. Stellungnahme Nr. 007/2014 des BfR vom 26. Februar 2014

Bundesinstitut für Risikobewertung. BgVV rät zur Vorsicht beim Verzehr von Lakritze. Presseerklärung vom 01. Februar 1999

Bundesinstitut für Risikobewertung. Chininhaltige Getränke können gesundheitlich problematisch sein. Aktualisierte Gesundheitliche Bewertung Nr. 020/2008 des BfR vom 17. Februar 2005

Bundesinstitut für Risikobewertung. Gesundheitliche Risiken durch den übermäßigen Verzehr von Energy Shots. Stellungnahme Nr. 001/2010 des BfR vom 2. Dezember 2009

Cambria-Kiely JA. Effect of soy milk on warfarin efficacy Ann Pharmcother, 36: 1893–6, 2002

Carrillo JA. Effects of caffeine withdrawal from the diet on the metabolism of clozapine in schizophrenic patients. J Clin Psychopharmacol, 18(4): 311–6, 1998

Channer KS, Roberts CJC. Effect of delayed esophageal transit on acetaminophen absorption. Clinical Pharmacology and Therapeutics, 37: 72–76, 1985

Cheeseman HJ. Interaction of chlorpromazine with tea and coffee. Br J Clin Pharmacol, 12(2): 165–9, 1981

Clifford CP et al. The cardiac effects of terfenadine after inhibition of its metabolism by grapefruit juice. Eur J Clin Pharmacol. 52(4): 311–5, 1997

Cook JD. Calcium supplementation: effect on iron absorption. Am J Clin Nuir 53: 106–111, 1991
Culm-Merdek KE. Fluvoxamine impairs single-dose caffeine clearance without altering caffeine pharmacodynamics Br J Clin Pharmacol, 60(5): 486–93, 2005
Dahan A, Altman H. Food-drug interaction: grapefruit juice augments drug bioavailability-mechanism, extent and relevance. Eur J Clin Nutr, 58: 1–9, 2004
Davidson MH et al. The hypocholesterolemic effects of beta-glucan in oatmeal and oat bran. A dose-controlled study. JAMA, 265(14): 1833–9, 1991
de Graaf C et al. Biomarkers of satiation and satiety. Am J Clin Nutr 79: 946–961, 2004
de Lemos ML. Effects of soy phytoestrogens genistein and daidzein on breast cancer growth. Ann Pharmacother, 35(9): 1118–21, 2001
Deng C. Effects of antipsychotic medications on appetite, weight, and insulin resistance. Endocrinol Metab Clin North Am, 42: 545–563, 2013
Deutsche Gesellschaft für Ernährung e. V. (DGE). Ernährungsbericht, 301–380, Bonn 2008
Deutsche Gesellschaft für Ernährung e. V. (DGE). Kohlenhydratzufuhr und Prävention ausgewählter ernährungsmitbedingter Krankheiten. Ann Nutr Metab, 60: 1–58, 2012
Deutsche Gesellschaft für Ernährung, Österreichische Gesellschaft für Ernährung, Schweizerische Gesellschaft für Ernährungsforschung, Schweizerische Vereinigung für Ernährung. Referenzwerte für die Nährstoffzufuhr. 1. Aufl., 4 korr. Nachdruck, Neuer Umschau Buchverlag, Neustadt an der Weinstraße 2012
DFG Senatskommission zur gesundheitlichen Bewertung von Lebensmitteln.Toxikologische Bewertung von Rotschimmelreis: Aktualisierung. Endfassung vom 18.12.2012
Divi RL et al. Anti-thyroid isoflavones from soybean: isolation, characterization, and mechanisms of action. Biochem Pharmacol, 54(10): 1087–96, 1997
Dolton MJ, Roufogalis BD, McLachlan AJ. Fruit Juices as Perpetrators of Drug Interactions: The Role of Organic Anion – Transporting Polypeptides. Pharm Res, 31: 2035–2043, 2014
Doty RL, Shah M, Bromley SM. Drug-induced taste disorders. Drug Saf, 31:199–215, 2008
Dresser GK et al. Fruit juices inhibit organic anion transporting polypeptide-mediated drug uptake to decrease the oral availability of fexofenadine. Clin Pharmacol Ther, 71(1): 11–20, 2002
Dresser GK. Pharmacokinetic-pharmacodynamic consequences and clinical relevance of cytochrome P450 3A4 inhibition. Clin Pharmacokinet, 38(1): 41–57, 2000
Dubbels W. Peking-Ente statt Lipobay? Pharmazeutische Zeitung, Ausgabe 3, 2002
Ducharme MP et al. Disposition of intravenous and oral cyclosporine after administration with grapefruit juice. Clin Pharmacol Ther, 57(5): 485–91, 1995
Dutreix C. Pharmacokinetic interaction between ketoconazole and imatinib mesylate (Glivec) in healthy subjects. Cancer Chemother Pharmacol, 54(4): 290–4, 2004
Eagling VA et al. Inhibition of the CYP3A4-mediated metabolism and P-glycoprotein-mediated transport of the HIV-1 protease inhibitor saquinavir by grapefruit juice components. Br J Clin Pharmacol, 48(4): 543–552, 1999
Edgar B et al. Acute effects of drinking grapefruit juice on the pharmacokinetics and dynamics of felodipine and its Potenzial clinical relevance. Eur J Clin Pharmacol, 42(3): 313–7, 1992
EFSA. Panel on Food Contact Materials, Enzymes, Flavourings and Processing Aids (CEF):
EFSA. Scientific Opinion on the risks for public and animal health related to the presence of citrinin in food and feed. EFSA Panel on Contaminants in the Food Chain (CONTAM). European Food Safety Authority (EFSA), Parma, Italy. EFSA Journal, 10: 2605, 2012
EFSA-Gremium für diätetische Produkte, Ernährung und Allergien (NDA). The EFSA Journal, 11(2): 3084, 2013

Egashira K et al. Inhibitory effects of pomelo on the metabolism of tacrolimus and the activities of CYP3A4 and P-glycoprotein Drug Metab Dispos, 32(8): 828–33, 2004

Egashira K et al. Pomelo-induced increase in the blood level of tacrolimus in a renal transplant patient. Transplantation. 15, 75(7): 1057, 2003

Eisenbrand G et al. RÖMPP Lexikon Lebensmittelchemie. 2. Aufl., Thieme Verlag, Stuttgart 2006

Eriksson T et al. "On-off" phenomenon in Parkinson's disease: relation-ship between dopa and other large neutral amino acids in plasma. Neurology, 38: 1245–1248, 1988

Ernährungsempfehlungen zur Behandlung und Prävention des Diabetes mellitus. Stand 2010 URL: www.awmf.org/leitlinien/detail/ll/057-001.html

EU-Kommission. Durchführungsbeschluss der Kommission vom 20.4.2011 betreffend die Zulassungen für Humanarzneimittel mit den Wirkstoffen „Morphin", „Oxycodon" oder „Hydromorphon" gemäß Artikel 31 der Richtlinie 2001/83/EG des Europäischen Parlaments und des Rates

Eussen SR et al. Simultaneous intake of oat bran and atorvastatin reduces their efficacy to lower lipid levels and atherosclerosis in LDLr-/mice. Pharmacol Res, 64(1): 36–43, 2011

Faria A et al. Pomegranate juice effects on cytochrome P450S expression: in vivo studies. J Med Food, 10(4): 643–9, 2007

Farkas D et al. Pomegranate juice does not impair clearance of oral or intravenous midazolam, a probe for cytochrome P450-3A activity: comparison with grapefruit juice. J Clin Pharmacol, 47(3): 286–94, 2007

Finch C. Regulators of Iron Balance in Humans. Blood, Vol 84, No 6, 1697–1702, 1994

Finkelstein JL et al. Infant iron status affects iron absorption in Peruvian breastfed infants at 2 and 5 mo of age. Am J Clin Nutr Vol 98, No 6, 1475–1484, 2013

Forest CP et al. Efficacy and safety of pomegranate juice on improvement of erectile dysfunction in male patients with mild to moderate erectile dysfunction: a randomized, placebo-controlled, double-blind, crossover study. Int J Impot Res, 19(6): 564–7, 2007

Foster TS, Raehl CL, Wilson HD. Disulfiram-like reaction associated with a parenteral cephalosporin. Am J Hosp Pharm, 37: 858–859, 1980

Freissmuth M, Böhm S. Pharmakologie & Toxikologie. Von den molekularen Grundlagen zur Pharmakotherapie. Springer-Verlag, Berlin Heidelberg 2012

Fritz H et al. Soy, red clover, and isoflavones and breast cancer: a systematic review. PLoS One, 8: e81968, 2013

Fruzza AG, Demeterco-Berggren C, Jones KL. Unawareness of the effects of soy intake on the management of congenital hypothyroidism. Pediatrics 130: e699–702, 2012

Fung WT et al. Assessment of Extracts from Red Yeast Rice for Herb-Drug Interaction by in-vitro and in-vivo assay SCIENTIFIC REPORTS, 2: 29, 2012

Gallo SH et al. Standardization of clinical criteria required for use of the 12.5 millimeter barium tablet in evaluating esophageal lunenal paency. Gastrointest Endosc., 44(2): 181–184, 1996

Garg SK. Effect of grapefruit juice on carbamazepine bioavailability in patients with epilepsy Clin Pharmacol Ther, 64(3): 286–8, 1998

Ge B et al. Updates on the Clinical Evidenced Herb-Warfarin Interactions. Evid Based Complement Alternat Med, 2014: 957362, 2014

Gertz BJ et al. Studies of the oral bioavailability of alendronate. Clin Pharmacol Ther, 58(3): 288–98, 1995

Girerd RJ et al. Production of experimental hypertension and cardiovascular renal lesions with licorice and ammoniated glycyrrhizin. Am J Physiol, 194: 241–245, 1958

Glaeser H et al. Intestinal drug transporter expression and the impact of grapefruit juice in humans. Clin Pharmacol Ther, 81(3): 362–70, 2007

Goosen TC et al. Bergamottin contribution to the grapefruit juice-felodipine interaction and disposition in humans. Clin Pharmacol Ther, 76(6): 607–17, 2004
Gordon RY et al. Marked Variability of Monacolin Levels in Commercial Red Yeast Rice Products – Buyer Beware! Arch Intern Med, 170(19): 1722–1727, 2010
Grenier J. Pomelo juice, but not cranberry juice, affects the pharmacokinetics of cyclosporine in humans. Clin Pharmacol Ther, 79(3): 255–62, 2006
Hanley MJ et al. Pomegranate juice and pomegranate extract do not impair oral clearance of flurbiprofen in human volunteers: divergence from in vitro results. Clin Pharmacol Ther, 2012
Heber D et al. Cholesterol-lowering effects of a proprietary Chinese red-yeastrice dietary supplement. Am J Clin Nutr, 69: 231–6, 1999
Heidemann HT, Kreuzfelder E. Hypokalemic rhabdomyolysis with myoglobinuria due to licorice ingestion and diuretic treatment. Klin Wochenschr, 61(6): 303–5, 1983
Heseker H, Stahl-Pehe A. Ballaststoff (Nahrungsfasern). Physiologie, Funktionen, Vorkommen, Referenzwerte und Versorgung in Deutschland. Ernährungs Umschau 10/2014: M550–5
Holmberg MT et al. Grapefruit juice inhibits the metabolic activation of clopidogrel. Clin Pharmacol Ther, 95(3), 2014
Howard RL et al. Which drugs cause preventable admissions to hospital? A systematic review. Br J Clin Pharmacol, 63: 136–147, 2007
Hunt JN, Stubbs DF. The volume and energy content of meals as determinants of gastric emptying. J Physiol, 245: 209–225, 1975
Ignarro LJ et al. Pomegranate juice protects nitric oxide against oxidative destruction and enhances the biological actions of nitric oxide. Nitric Oxide, 15(2): 93–102, 2006
Ijpma I et al. Metallic taste in cancer patients treated with chemotherapy. Cancer Treat Rev, 41: 179–186, 2015
Israel Y et al. Gene specific modifications unravel ethanol and acetaldehyde actions. Front Behav Neurosci, 7: 80, 2013
Jackson LS, Lee K. The effect of dairy products on iron availability. Crit Rev Food Sci Nutr, 31: 259–270, 1992
Jaspersen D. Drug-induced oesophageal disorders: pathogenesis, incidence, prevention and management. Drug Saf., 22: 237–249, 2000
Johnson BF et al. The effect of dietary fiber on the bioavailability of digoxin in capsules. J Clin Pharmacol, 27: 487–490, 1987
Jonklass J et al. Guidelines for the treatment of hypothyroidism. Thyroid, 24: 1670–1751, 2014
Ju YH et al. Dietary genistein negates the inhibitory effect of tamoxifen on growth of estrogendependent human breast cancer (MCF-7) cells implanted in athymic mice. Cancer Res 62: 2474–7, 2002
Jung H et al. The influence of coffee with milk and tea with milk on the bioavailability of tetracycline. Biopharm Drug Dispos, 18(5): 459–63, 1997
Kane GC et al. Drug-grapefruit juice interactions. Mayo Clin Proc, 75: 933–942, 2000
Karamanakos PN et al. Pharmaceutical agents known to produce disulfiram-like reaction: effects on hepatic ethanol metabolism and brain monoamines. Int J Toxicol, 26: 423–432, 2007
Karstaedt PJ, Pincus JH. Protein redistribution diet remains effective in patients with fluctuating parkinsonism. Arch Neurol, 49: 149–151, 1992
Kasper H. Ernährungsmedizin und Diätetik. 11. Aufl., Urban & Fischer, München/Jena 2009
Kaufman DW et al. The risk of acute major upper gastrointestinal bleeding among users of aspirin and ibuprofen at various levels of alcohol consumption. Am J Gastroenterol, 94(11): 3189–96, 1999

Ketoconazole HRA®. Informationen über das Risiko von Hepatotoxizität. Rote-Hand-Brief des Herstellers HRA Pharma Deutschland GmbH vom 09. März 2015

Kibangou IB et al. Milk proteins and iron absorption: constrasting effects of different caseinophosphopeptides. Pediatr Res, 58: 731–734, 2005

Kimura S et al. Can grapefruit juice decrease the cost of imatinib for the treatment of chronic myelogenous leukemia? Leuk Res, 35(1): e11–2, 2011

Kivistö KT et al. Inhibition of norfloxacin absorption by dairy products. Antimicrob Agents Chemother, 36(2): 489–91, 1992

Klimek L. Das Histaminintoleranzsyndrom. Journal Med 11, 2009

Klinke R et al. Physiologie. 6. Aufl., Thieme Verlag, Stuttgart 2009

Kommission E. Allii sativi bulbus (Knoblauchzwiebel), Monographie, Bundesanzeiger Nr. 122 vom 06. Juli 1988

Komperda KE. Potenzial interaction between pomegranate juice and warfarin. Pharmacotherapy, 29(8): 1002–6, 2009

Korn A. Tyramine pressor sensitivity in healthy subjects during combined treatment with moclobemide and selegiline Eur J Clin Pharmacol, 49(4): 273–8, 1996

Koziolek M et al. Intragastric volume changes after intake of a high-caloric, high-fat standard breakfast in healthy human subjects investigated by MRI. Mol Pharm., 11(5): 1632–1639, 2014

Krauß J et al. Arzneimitteleinnahme für die Kitteltasche: Wann – Wieviel – Womit. 3. Aufl., Wissenschaftliche Verlagsgesellschaft Stuttgart, 2014

Kronbach T et al. Cyclosporine metabolism in human liver: identification of a cytochrome P-450III gene family as the major cyclosporine-metabolizing enzyme explains interactions of cyclosporine with other drugs. Clin Pharmacol Ther 43: 630–635, 1988

Kshirsagar N A, Ankalesaria P S. Effect of food on doxycycline absorption. J Postgrad Med, 33: 117–119, 1987

Kulhanek F, Linde OK, Meisenberg G. Precipitation of antipsychotic drugs in interaction with coffe or tea. Lancet, 2: 1130, 1979

Kupferschmidt HH. Grapefruit juice enhances the bioavailability of the HIV protease inhibitor saquinavir in man. Br J Clin Pharmacol, 45(4): 355–9, 1998

Lam AY et al. Possible interaction between warfarin and Lycium barbarum. Ann Pharmacother , 35: 1199–1201, 2001

Lanas A et al. Low doses of acetylsalicylic acid increase risk of gastrointestinal bleeding in a meta-analysis. Clin Gastroenterol Hepatol, 9: 762–768, 2011

Lassman HB et al. Lack of interaction between cefpirome and alcohol. J antimicrob Chemother, 29: 47–50, 1992

Lasswell WL et al. In vitro interaction of neuroleptics and tricylic antidepressants with coffee, tea, and gallotannic acid J Pharm Sci, 73(8): 1056–8, 1984

Ledergerber B et al. Effect of standard breakfast on drug absorption and multiple-dose pharmacokinetics of ciprofloxacin. Antimicrob Agents Chemother, 27(3): 350–2, 1985

Lee JW et al. Grapefruit juice and statins. Am J Med, Aug 20. pii: S0002–9343(15)00774–3, 2015

Lentz KA. Current methods for predicting human food effect. AAPS J, 10: 282–288, 2008

Leung H et al. Warfarin over¬dose due to the possible effects of Lycium barbarum. Food Chem Toxicol, 46: 1860–1862, 2008

Lewis SC et al. Dose-response relationships between individual nonaspirin nonsteroidal anti-inflammatory drugs (NANSAIDs) and serious upper gastrointestinal bleeding: a meta-analysis based on individual patient data. Br J Clin Pharmacol, 54: 320–326, 2002

Li F, Xu G, Li Y, Chen Y. Study on the production of citrinin by Monascus strains used in food industry. Wei Sheng Yan Jiu, 32: 602–605, 2003

Libersa CC et al. Dramatic inhibition of amiodarone metabolism induced by grapefruit juice. Br J Clin Pharmacol, 49(4): 373–378, 2000

Liel Y, Harman-Boehm I, Shany S. Evidence for a clinically important adverse effect of fiber-enriched diet on the bioavailability of levothyroxine in adult hypothyroid patients. J Clin Endocrinol Met, 81: 857–859, 1996

Lilja JJ et al. Effects of orange juice on the pharmacokinetics of atenolol. Eur J Clin Pharmacol, 61(5–6): 337–40, 2005

Lilja JJ et al. Effects of regular consumption of grapefruit juice on the pharmacokinetics of simvastatin. Br J Clin Pharmacol, 58(1): 56–60, 2004

Lilja JJ et al. Orange juice substantially reduces the bioavailability of the beta-adrenergic-blocking agent celiprolol. Clin Pharmacol Ther, 75(3): 184–90, 2004

Lundahl J et al. Effects of grapefruit juice ingestion – pharmacokinetics and haemodynamics of intravenously and orally administered felodipine in healthy men. Eur J Clin Pharmacol, 52(2): 139–45, 1997

Lynch SR. The effect of calcium on iron absorption. Nutr Res Rev, 13(2): 141–58, 2000

Macan H et al. Aged garlic extract may be safe for patients on warfarin therapy. J Nutr, 136(3 Suppl): 793S–795S, 2006

Maintz L, Novak N. Histamine and histamine intolerance. Am J Clin Nutr, 85: 1185–96, 2007

Marahatta A et al. Soybean greatly reduces valproic acid plasma concentrations: A fooddrug interaction study. Sci Rep, 4: 4362, 2014

Masereeuw R, Russel FG. Therapeutic implications of renal anionic drug transporters. Pharmacol Ther, 126: 200–216, 2010

Max Rubner-Institut, Bundesforschungsinstitut für Ernährung und Lebensmittel (Hg). Nationale Verzehrsstudie II. Ergebnisbericht, Teil 2. Karlsruhe, 2008

Mazi-Kotwal N, Seshadri M. Drug Interactions with Grapefruit Juice. BJMP, 5(4): a538, 2013

Mediq. Interaktionscheck Coffein/Theophyllin auf www.mediq.ch, abgerufen am 28. August 2015

Meier R. Die unterschiedlichen physiologischen Wirkungen der verschiedenen Fasertypen. Aktuel Ernahrungsmed 39 (Suppl): S8–S12, 2014

Mena I, Cotzias GC. Protein intake and treatment of Parkinson's disease with levodopa. N Engl J Med, 292: 181–184, 1975

Meyboom RH. Hypersensitivity to alcoholic beverages during treatment with ketoconazole Ned Tijdschr Geneeskd, 22;133(29): 1463–4, 1989

Meyer FP et al. Influence of milk on the bioavailability of doxycycline – new aspects. Infection, 17(4): 245–6, 1989

Minihane AM, Fairweather-Tait SJ. Effect of calcium supplementation on daily nonheme-iron absorption and long-term iron status. Am J Clin Nutr, vol. 68 no. 1 96–102, 1998

Moore N et al. Adverse drug reactions and drug-drug interactions with over-the-counter NSAIDs Ther Clin Risk Manag, 11: 1061–1075, 2015

Müller-Esterl W. Biochemie. Elsevier, München 2004

Müller-Lissner S et al. Obstipation – Pathophysiologie, Diagnose und Therapie. Dtsch Ärztebl Int., 106 (25), 424–431, 2009

Mutschler E et al. Arzneimittelwirkungen. 10. Aufl., Wissenschaftliche Verlagsgesellschaft Stuttgart, 2013

Nagasawa HAT. Structure vs. activity in the sulfonylurea-mediated disulfiram-ethanol reaction. Alcohol, 2(1): 123–8, 1985

Nagata M et al. Effects of pomegranate juice on human cytochrome P450 2C9 and tolbutamide pharmacokinetics in rats. Drug Metab Dispos, 35(2): 302–5, 2007

Nesher G. Effect of caffeine consumption on efficacy of methotrexate in rheumatoid arthritis ARTHRITIS AND RHEUMATISM, 48: 571–572, 2003

Neuvonen PJ et al. Interference of dairy products with the absorption of ciprofloxacin. Clin Pharmacol Ther, 50(5 Pt 1): 498–502, 1991

Nimmo J et al. Pharmacological modification of gastric emptying: effects of propantheline and metoclopromide on paracetamol absorption. Br Med J, 1: 587–589, 1973

Nutt JG et al. The "on-off" phenomenon in Parkinson's disease. Relation to levodopa absorption and transport. N Engl J Med, 310: 483–488, 1984

Osmanoglou E. Oesophageal transport of solid dosage forms depends on body position, swallowing volume and pharyngeal propulsion velocity Neurogastroenterol Motil., Oct 16(5): 547–56), 2004

Ovartlarnporn B. Tetracycline-induced esophageal ulcer: a condition that probably more common than it appears to be. J Med Assoc Thai, 74(10): 443–7, 1991

Pápai K et al. In vitro food-drug interaction study. Which milk component has a decreasing effect on the bioavailability of ciprofloxacin? J Pharm Biomed Anal, 1;52(1): 37–42, 2010

Penning-van Beest FJ et al. Lifestyle and diet as risk factors for overanticoagulation. J Clin Epidemiol, 55(4): 411–7, 2002

Pereira MA, Ludwig DS. Dietary fiber and body-weight regulation. Observations and mechanisms. Pediatr Clin North Am 48: 969–980, 2001

Pfeifer S, Pflegel P, Borchert H.-H. Biopharmazie. Pharmakokinetik – Bioverfügbarkeit – Biotransformation. 4. Aufl., Wissenschaftliche Verlagsgesellschaft Stuttgart, 2010

Pharmacovigilance Risk Assessment Committee (PRAC). Minutes of the Meeting – 29–31 October 2012. http://www.ema.europa.eu/docs/en_GB/document_library/Minutes/2012/12/WC500135712.pdf, abgerufen am 14. Oktober 2015

Pincus JH, Barry K. Influence of dietary protein on motor fluctuations in Parkinson's disease. Arch Neurol, 44: 270–272, 1987

Piscitelli SC et al. The effect of garlic supplements on the pharmacokinetics of saquinavir. Clin Infect Dis, 34: 234–8, 2002

Pizarro F et al. The effect of protein from animal source foods on heme iron bioavailability in humans. Food Chem, 196: 733–738, 2016

Polasek TM et al. An evaluation of Potenzial mechanism-based inactivation of human drug metabolizing cytochromes P450 by monoamine oxidase inhibitors, including isoniazid. Br J Clin Pharmacol, 61(5): 570–584, 2006

Potterat O. Goji (Lycium barbarum and L. chinense): Phytochemistry, Pharmacolgy and Safety in the Perspective of Traditional Uses and Recent Popularity. Planta Med, 76(1): 7–19, 2010

Prasad GV et al. Rhabdomyolysis due to red yeast rice (Monascus purpureus) in a renal transplant recipient. Transplantation, 74(8): 1200–1, 2002

Rahman K, Billington D. Dietary supplementation with aged garlic extract inhibits ADP-induced platelet aggregation in humans. J Nutr, 130(11): 2662–5, 2000

Rapetti MC et al. Correction of iron deficiency with an iron-fortified fluid whole cow's milk in children: results of a pilot study J Pediatr Hematol Oncol.,19(3): 192–6, 1997

Reddy MB, Cook JD. Effect of calcium intake on nonheme-iron absorption from a complete diet. Am J Clin Nutr, 65: 1820–5,1997

Rehner G, Daniel H. Biochemie der Ernährung. 3. Aufl., Spektrum Akademischer Verlag, Heidelberg 2010

Reissig C et al. Caffeinated Energy Drinks – A Growing Problem. Drug Alcohol Depend, 99(1–3): 1–10, 2009

Ren S et al. Cephalosporin induced disulfiram-like reaction: a retrospective review of 78 cases. Int Surg, 99: 142–146, 2014

Richter WO et al. Interaction between fibre and lovastatin. Lancet, 14;338(8768):706, 1991

Richtlinie 2004/77/EG der Kommission vom 29.04.2004 zur Änderung der Richtlinie 94/54E/EG hinsichtlich der Kennzeichnung bestimmter Lebensmittel, die Glycyrrhizinsäure und deren Ammoniumsalz enthalten. Amtsblatt der EU Nr. L 162, S. 76

Richtlinien für Zuckerwaren, D5. Bund für Lebensmittelrecht und Lebensmittelkunde e. V., 2012

Riordan SM, Williams R. Alcohol exposure and paracetamol-induced hepatotoxicity. Addict Biol, 7: 191–206, 2002

Ríos-Castillo I et al. One-month of calcium supplementation does not affect iron bioavailability: a randomized controlled trial. Nutrition, 30(1): 44–8, 2014

Ritter CA, Kroemer HK. Interaktionen: Achtung bei Antidepressiva. Pharmazeutische Zeitung, Ausgabe 47, 2009

Rivera CA et al. Probable interaction between Lycium barbarum (goji) and warfarin. Pharmacotherapy, 32: 50–53, 2012

Rodvold KA, Piscitelli SC. New oral macrolide and fluoroquinolone antibiotics: an overview of pharmacokinetics, interactions, and safety. Clin Infect Dis, Suppl 1: 192–199, 1993

Rose KD, Croissant PD, Parliament CF, Levin MB. Spontaneous spinal epidural hematoma with associated platelet dysfunction from excessive garlic ingestion: a case report. Neurosurgery, 26: 880–882, 1990

Rosenblat M et al. Pomegranate phytosterol (β-sitosterol) and polyphenolic antioxidant (punicalagin) addition to statin, significantly protected against macrophage foam cells formation.Atherosclerosis, 226(1): 110–7, 2013

Rumore MM, Roth M, Orfanos A. Dietary tyramine restriction for hospitalized patients on linezolid: an update. Nutr Clin Pract, 25: 265–269, 2010

Saeki T et al. Human P-glycoprotein transports cyclosporin A and FK506. March 25, The Journal of Biological Chemistry, 268: 6077–6080, 1993

Santucci R, Levêque D, Herbrecht R. Cola beverage and delayed elimination of methotrexate. Br J Clin Pharmacol, 70: 762–764, 2010

Sathyapalan T et al. The effect of soy phytoestrogen supplementation on thyroid status and cardiovascular risk markers in patients with subclinical hypothyroidism: a randomized, double-blind, crossover study. J Clin Endocrinol Met, 96(5): 1442–9, 2011

Sattler M et al. Cytochrome P-450 3A enzymes are responsible for biotransformation of FK506 and rapamycin in man and rat. Drug Metab Dispos 20: 753–761, 1992

Savolainen H. Tannin content of tea and coffee. J Appl Toxicol, 12(3): 191–2, 1992

Scharbert G et al. Garlic at dietary doses does not impair platelet function. Anesth Analg, 105(5): 1214–8, 2007

Schiller C et al. Intestinal fluid volumes and transit of dosage forms as assessed by magnetic resonance imaging. Aliment Pharmacol Ther, 22(10): 971–979, 2005

Schmidt LE, Dalhoff K. Food-drug interactions. Drugs, 62: 1481–1450, 2002

Schmiedl S et al. Self-medication with over-the-counter and prescribed drugs causing adverse-drug-reaction-related hospital admissions: results of a prospective, long-term multi-centre study. Drug Saf, 37: 225–235, 2014

Schulze-Lohmann P. Ballaststoffe: Grundlagen – präventives Potenzial – Empfehlungen für die Lebensmittelauswahl. Ernährungsumschau 07/2012

Scientific Opinion on Flavouring Group Evaluation 35, Revision 1 (FGE.35Rev1): Three quinine salts from the Priority list from chemical group 30. EFSA Journal, 13(9): 4245 [37 pp.] 2015

Seden K et al. Grapefruit-drug interactions. Drugs, 70; 2373–2407, 2010

Seligman PA et al. Measurements of iron absorption from prenatal multivitamin-mineral supplements. Obstet Gynecol, 61(3): 356–62, 1983

Senthilkumaran S et al. Priapism, pomegranate juice, and sildenafil: Is there a connection? Urol Ann, 4(2): 108–110, 2012

Shirasakaya Y, Shichiri M, Murata Y, Mori T, Nakanishi T, Tamai I. Long-lasting effect of apple and orange juices, but not grapefruit juice, on OATP2B1-mediated drug absorption. Drug Metab Dispos, 41(3): 615–621, 2013

Shubert SY et al. Antioxidant and eicosanoid enzyme inhibition properties of pomegranate seed oil and fermented juice flavonoids. J Ethnopharmacol, 66(1): 11–7, 1999

Siewert M et al. Zur Qualitätsbeurteilung von Doxycyclin-haltigen Fertigarzneimiteln. 3. Mitteilung: Vergleichende Bioverfügbarkeitsstudie unter Berücksichtigung einer Einnahme mit Milch. Pharm Ztg. Wiss, 135 (3), 96–102

sigma tau GmbH (Patienteninformation). Tyramin-arme Ernährung bei Einnahme von Procarbazin-haltigen Arzneimitteln. http://www.sigma-tau.de/assets/Uploads/Folder-Patienten-130215-1.pdf, abgerufen am 14. Oktober 2015

Sigurjonsdottir HA et al. Is blood pressure commonly raised by moderate consumption of liquorice? J Hum HypertensMay, 9(5): 345–8, 1995

Singer PA et al. Treatment guidelines for patients with hyperthyroidism and hypothyroidism. Standards of Care Committee, American Thyroid Association. JAMA, 273(10): 808–12, 1995

Smollich M, Scheel M. Arzneistoffe – die Top 100. Der Pharmako-Guide. 1. Aufl., Schattauer Verlag, Stuttgart 2015

Smollich M. Einfluss von Arzneimitteln auf Appetit, Geschmackssinn und Körpergewicht. DGE info, 11: 156–159, 2015

Smollich M. Verträgt sich das? Deutsche Apotheker Zeitung, 30: 38-46, 2014

Sorokin et al. Rhabdomyolysis associated with pomegranate juice consumption. Am J Cardiol, 98(5): 705–6, 2006

Souci S.W, Fachmann W, Kraut H. Lebensmitteltabelle für die Praxis. 5. Aufl., Wissenschaftliche Verlagsgesellschaft Stuttgart, 2011

Specht H, Meyer FP. Vergleichende Untersuchung zur Beeinflussung der Bioverfügbarkeit von Oxytetracyclin, Doxycyclin und Minocyclin durch Nahrung und Milch bei gesunden Probanden. Zeitschr antimikr antineoplast Chemotherap, 11(3/4): 57–62, 1993

Stewart DE. High-fiber diet and serum tricyclic antidepressant levels. J Clin Psychopharmacol, 12(6): 438–40, 1992

Sticher O, Heilmann J, Zündorf I. Hänsel/Sticher Pharmakognosie Phytopharmazie. 10. Aufl., Wissenschaftliche Verlagsgesellschaft Stuttgart, 2015

Tassaneeyakul W et al. Inhibition selectivity of grapefruit juice components on human cytochromes P450. Arch Biochem Biophys, 378(2): 356–63, 2000

Tatsumi A et al. Effect of ethanol on S-warfarin and diclofenac metabolism by recombinant human CYP2C9.1. Biol Pharm Bull, 32(3): 517–9, 2009

Themido R et al. Methotrexate hepatotoxicity in psoriatic patients submitted to long-term therapy. Acta Derm Venereol, 72(5): 361–4, 1992

Topletz AR et al. The relative contributions of CYP3A4 and CYP3A5 to the metabolism of vinorelbine. Drug Metabol Dispos, 41: 1651–1661, 2013

Touger-Decker R, Mobley C, Epstein JB (Hrsg.). Nutrition and Oral Medicine. Humana Press/Springer, New York 2014

Trinkwasseranalyse 2014. https://www.stadtwerke-muenster.de. Zugegriffen am 02.10.2015

U. S. Food and Drug Agency. FDA asks Purdue Pharma to withdraw Palladone for safety reasons. P05-42, FDA News, July 13, 2005

U. S. Food and Drug Administration. FDA Talk Paper: FDA determines Cholestin to be an unapproved drug. 20. Mai 1998. http://www3.scienceblog.com/community/older/archives/M/1/fda0480.htm, abgerufen am 14. November 2015

U. S. Food and Drug Administration. FDA Warns Consumers to Avoid Red Yeast Rice Products Promoted on Internet as Treatments for High Cholesterol: Products Found to Contain Unauthorized Drug. U.S. Food and Drug Administration Web site. www.fda.gov/NewsEvents/Newsroom/PressAnnouncements/2007/ucm108962.htm, abgerufen am 15. November 2015

UAW-Datenbank des BfArM. BfArM-Fallnummer: DE-BfArM-12117421

Uri JV, Parks DB. Disulfiram-like reaction to certain cephalosporins. Ther Drug Monit, 5(2): 219–24, 1983

van der Reis V, Schembra FW. Ist die Magenstraße beim Menschen als Gleitbahn der Ingesta anzusehen? Archiv für Verdauungskrankheiten, 39: 76–90, 1926

van Wyk JJ et al. The effects of a soybean product on thyroid function in humans. Pediatrics, 24:752–60, 1959

Vaupel P, Scheible HG, Mutschler E. Anatamonie, Physiologie und Pathophysiologie des Menschen. 6. Aufl., Wissenschaftliche Verlagsgesellschaft Stuttgart, 2015

Verordnung über nährwertbezogene Angaben bei Lebensmitteln und die Nährwertkennzeichnung von Lebensmitteln (Artikel 1 der Verordnung zur Neuordnung der Nährwertkennzeichnungsvorschriften für Lebensmittel) (Nährwert-Kennzeichnungsverordnung – NKV), Stand 10/2009

Vincent J et al. Lack of effect of grapefruit juice on the pharmacokinetics and pharmacodynamics of amlodipine. Br J Clin Pharmacol, 50(5): 455–63, 2000

Visapää JP et al. Lack of disulfiram-like reaction with metronidazole and ethanol. Ann Pharmacother, 36: 971–974, 2002

Ward BA et al. Characterization of human cytochrome P450 enzymes catalyzing domperidone N-dealkylation and hydroxylation in vitro. Br J Clin Pharmacol, 58(3): 277–87, 2004

Washington N, Washington C, Wilson CG. Physiolgical Pharmaceutics: Barriers to Drug Absorption (2nd ed.). Taylor and Francis Inc., 2001

Weberg R, Berstad A. Gastrointestinal absorption of aluminium from single doses of aluminium containing antacids in man. Eur J Clin Invest, 16(5): 428–32, 1986

Weinverordnung in der Fassung der Bekanntmachung vom 21. April 2009 (BGBl. I S. 827), die zuletzt durch Artikel 1 der Verordnung vom 21. April 2015 (BGBl. I S. 614) geändert worden ist

Weiß C. Biogene Amine. Ernährungs Umschau, 3: 172–179, 2009

Weiß C. Koffein. Ernährungsumschau 04/2007

Weitschies W, Mehnert W. Arzneimittelwechselwirkungen mit der Nahrung. Govi Verlag, Eschborn 2014

Weitschies W. Retard- und Kombinationspräparate in der Dauertherapie – Beitrag der Galenik zur Therapieoptimierung. Vortrag auf dem Pharmacon-Kongress Davos, 11.02.2010

Williams CS, Woodcock KR. Do ethanol and metronidazole interact to produce a disulfiram-like reaction? Ann Pharmacother, 34: 255–257, 2000

Williamson E, Driver S, Baxter K. Stockley's Herbal Medicines Interactions. 1st edition. Pharmaceutical Press. London, UK 2009

Wills MR1, Savory J. Aluminum and chronic renal failure: sources, absorption, transport, and toxicity. Crit Rev Clin Lab Sci, 27(1): 59–107, 1989

Wojcikowski K et al. Effects of garlic oil on platelet aggregation: a double-blind placebo-controlled crossover study. Platelets, 18(1): 29–34, 2007

www.rotschimmelreis.com, abgerufen am 14. März 2016

www.zentrum-der-gesundheit.de, abgerufen am 14. März 2016

Yaheya M. Drug-food interaction and role of pharmacist. Asian Journal of Pharmaceutical and Clinical Research, 2(4), 2009

Yokel RA. Brain uptake, retention, and efflux of aluminum and manganese. Environ Health Perspect, 110 Suppl 5: 699–704, 2002

Zeller FJ. Herkunft, Diversität und Züchtung der Banane und kultivierter Zitrusarten. Beiheft Nr. 81 zu Journal of Agriculture and Rural Development in the Tropics and Subtropics. kassel university press GmbH, 2005

## Bildnachweis

- Abb. 4.11 ©krasyuk/fotolia.com
- Abb. 4.13 Studio Wiegel, Münster
- Abb. 4.19 Uranassbandit/wikipedia.com

Umschlagklappen: ©janvier/fotolia.com (Weinglas), ©PhotographyByMK/fotolia.com (Brot), ©Yann Poirier/fotolia.com (Tonic Water), ©Soyka/fotolia.com (Goji-Beeren), ©yvdavid/fotolia.com (Granatapfel), ©Roman Samokhin/fotolia.com (Grapefruit), ©grafikplusfoto/fotolia.com (Kaffeetasse), ©Zerbor/fotolia.com (Milch), ©cut/fotolia.com (Mineralwasser), ©Celso Pupo/fotolia.com (Proteinreiche Lebensmittel), FotoosVanRobin/wikipedia.de (Rotschimmelreis), ©Vasilius/fotolia.com (Sojabohnen)

# Sachregister

## A

## F



## G



## H

## Die Autoren

### Prof. Dr. rer. nat. Martin Smollich

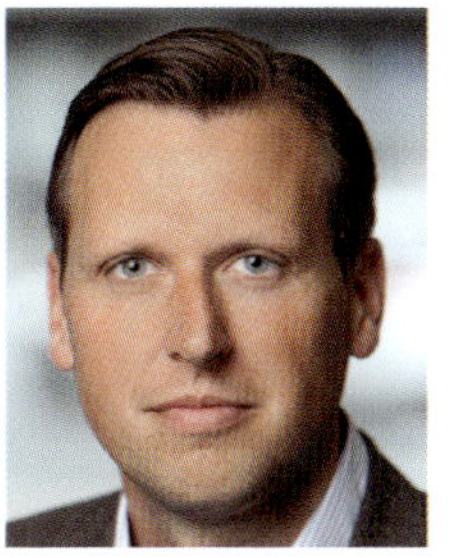

Fachapotheker für Klinische Pharmazie, Antibiotic Stewardship-Experte (DGI), Mitglied der Arzneimittelkommission der deutschen Ärzteschaft (AkdÄ). 1998 bis 2004 Studium von Biologie und Pharmazie in Münster und Cambridge (UK), 2005 bis 2008 wissenschaftlicher Mitarbeiter an der Universitätsfrauenklinik Münster und Promotion über ein Thema zur experimentellen Pharmakotherapie des Mammakarzinoms, 2009 bis 2013 klinische Tätigkeit und pharmakologischer Konsildienst. Seit 2013 Professor für Klinische Pharmakologie und Pharmakonutrition; Leiter des Studiengangs Clinical Nutrition an der praxisHochschule Köln.

### Dr. rer. nat. Julia Podlogar

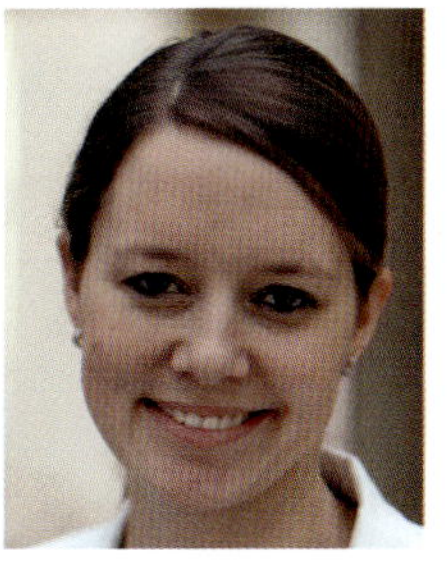

Fachapothekerin für Arzneimittelinformation und Klinische Pharmazie. 2002 bis 2007 Pharmaziestudium, 2008 bis 2010 wissenschaftliche Mitarbeiterin am Institut für Pharmazeutische und Medizinische Chemie der Universität Münster, Promotion im Bereich Immunologie. Krankenhausapothekerin im Herz-Jesu-Krankenhaus Münster-Hiltrup.

▸ Fortsetzung von vorderer Umschlagklappe

| | Alkohol | Ballaststoffreiche Lebensmittel | Chininhaltige Getränke | Goji-Produkte | Granatapfel | Grapefruit/ Pomelo | Kaffee/ Schwarztee | Milch/ Milchprodukte | Mineralwasser | Proteinreiche Lebensmittel | Rotschimmelreis | Soja | Tyraminreiche Lebensmittel |
|---|---|---|---|---|---|---|---|---|---|---|---|---|---|
| Doxycyclin | | | | | | | | ▸S. 30 | ▸S. 30 | | | | |
| Eisenpräparate | | | | | | | ▸S. 34<br>▸S. 59 | ▸S. 34 | ▸S. 34 | | | ▸S. 34 | |
| Fibrate | | | | | | | | | | | ▸S. 80 | | |
| Fluorchinolone | | | | | | | | ▸S. 31 | ▸S. 31 | | | | |
| $H_1$-Antihistaminika | ▸S. 42 | | | | | ▸S. 26 | | | | | | | |
| Herzglykoside | | | ▸S. 89 | | | | | | | | | | |
| HIV-Protease-inhibioren | | | | | | ▸S. 22 | | | | | ▸S. 80 | | |
| Immun-suppressiva | | | | | | ▸S. 23 | | | | | | | |
| Inhalations-narkotika | ▸S. 38 | | | | | | | | | | | | |
| Isoniazid | ▸S. 39 | | | | | | | | | | | | ▸S. 50 |
| Ketoconazol | ▸S. 39 | | | | | | | | | | | | |
| Levodopa | | | | | | | | | | ▸S. 67 | | | |
| Levothyroxin | | ▸S. 63 | | | | | ▸S. 61 | ▸S. 32 | ▸S. 32 | | | ▸S. 83 | |
| Linezolid | | | | | | | | | | | | | ▸S. 50 |
| Makrolide (außer Azithromycin) | | | | | | | | | | | ▸S. 80 | | |
| MAO-Hemmer | | | | | | | | | | | | | ▸S. 48 |